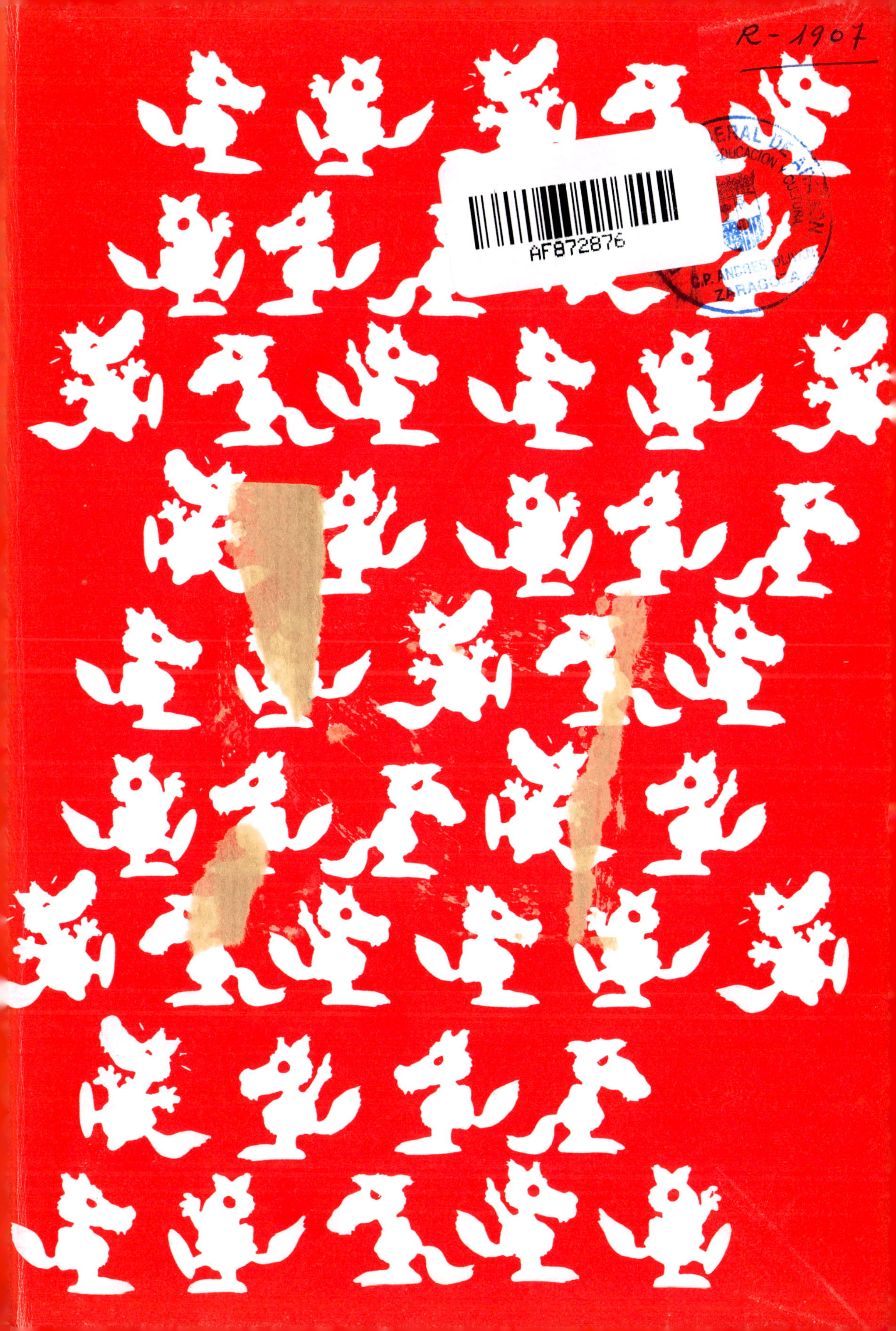

Director de Ediciones y Producción:
José Ramírez
Jefe de Publicaciones Infantiles y Juveniles:
Trini Marull
Jefe de Producción:
José Valdepeñas

Coordinadora de Ediciones:
Cristina González
Coordinador de Producción:
Alberto García

Traducción:
Pilar Molina Llorente
Adaptación:
Fernando Lalana

ALR63000010
ISBN: 84-216-3286-8
D. Legal: BI-2.018-1997
Impresión: Grafo, S. A.
Printed in Spain

Mario Gomboli

¡PELIGRO!

Cosas que debes saber para evitar los accidentes caseros

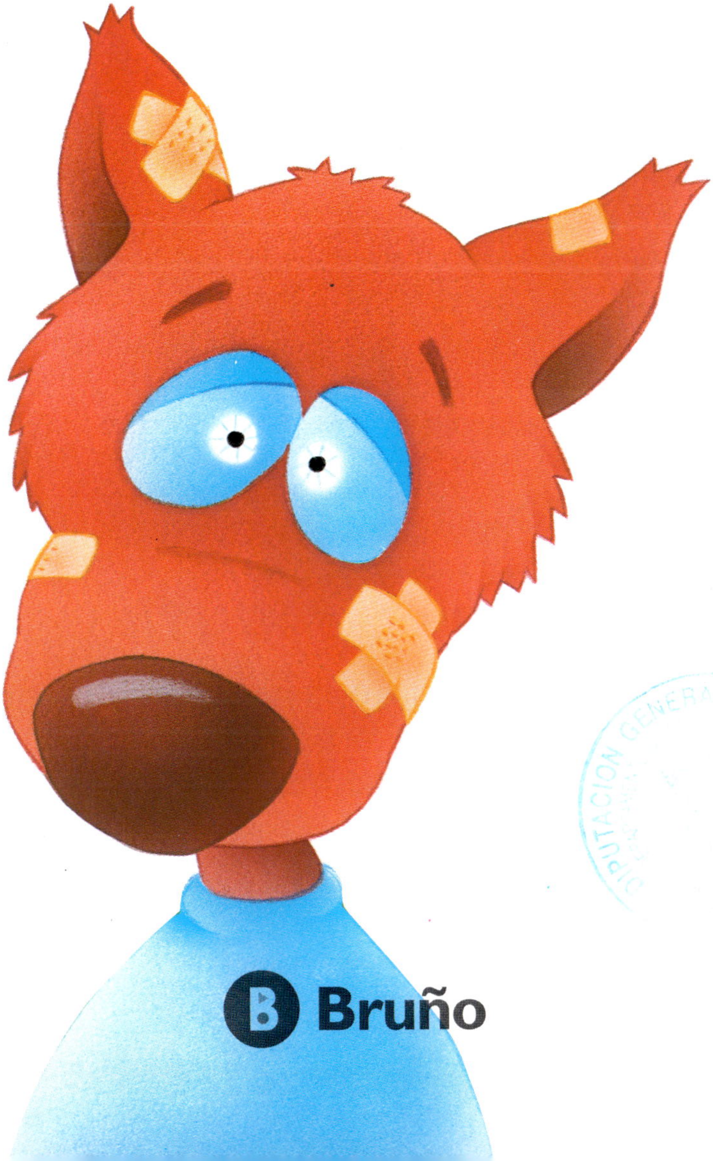

Bruño

¡CUIDADO, TE QUEMAS!

Lobo Rojo se ha chamuscado la cola.
¡Qué daño! ¡Qué lagrimones! Ha tenido que meterla bajo un chorro de agua fría, embadurnarla luego con crema y, por fin, vendársela con cuidado.

¿Cómo le ha ocurrido?

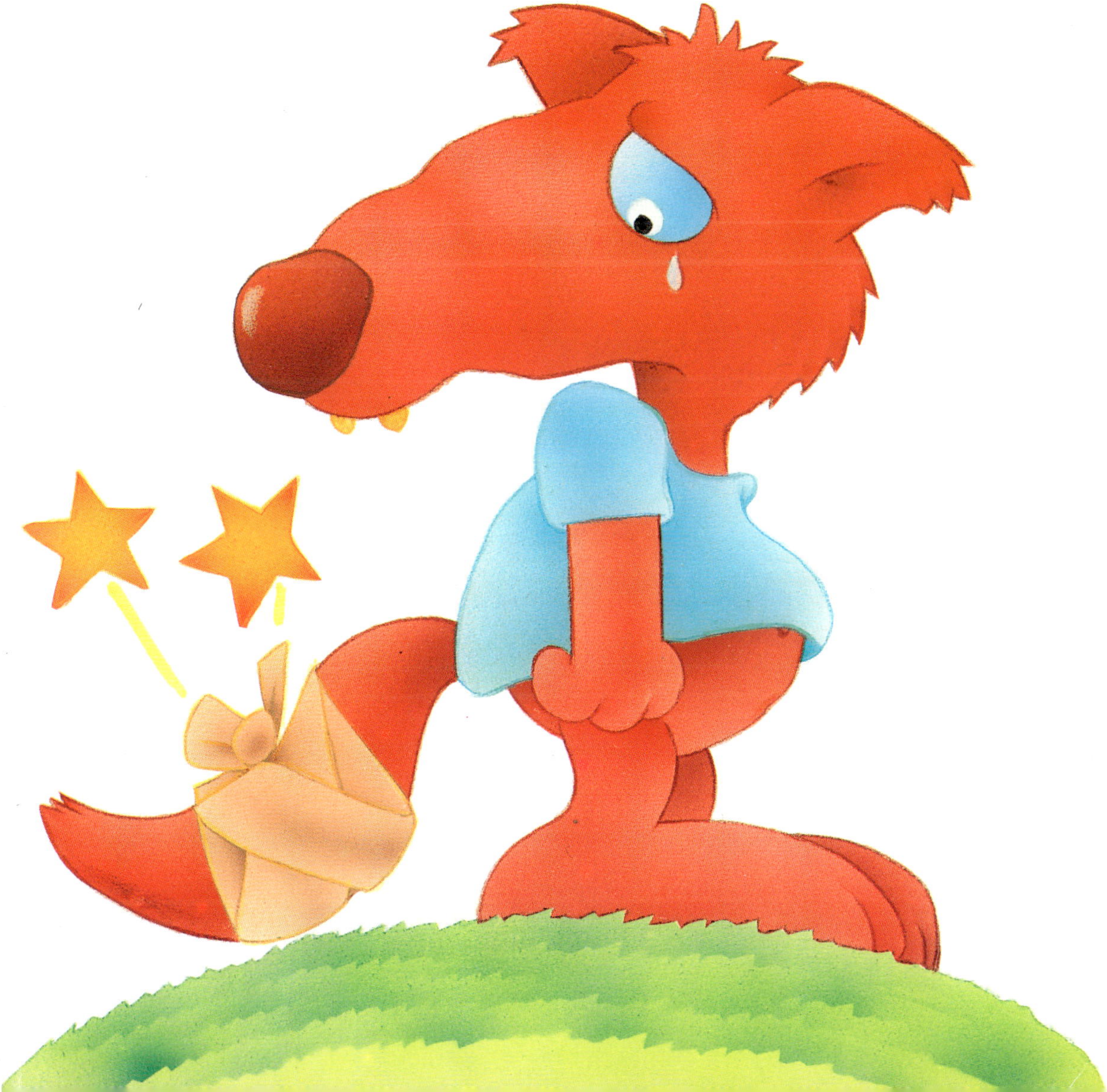

Lobo Rojo se ha puesto a jugar al fútbol
en la cocina. ¿Puedes creerlo?
¡Pero si eso es… peligrosísimo!
De pronto, en un potente «chut»,
el balón ha volcado una olla
con agua hirviendo y…
el resto, imagínatelo.

Y, encima, ha tenido
suerte: Si el agua
hirviendo llega
a caerle sobre
el hocico…
¡habría sido
mucho peor!

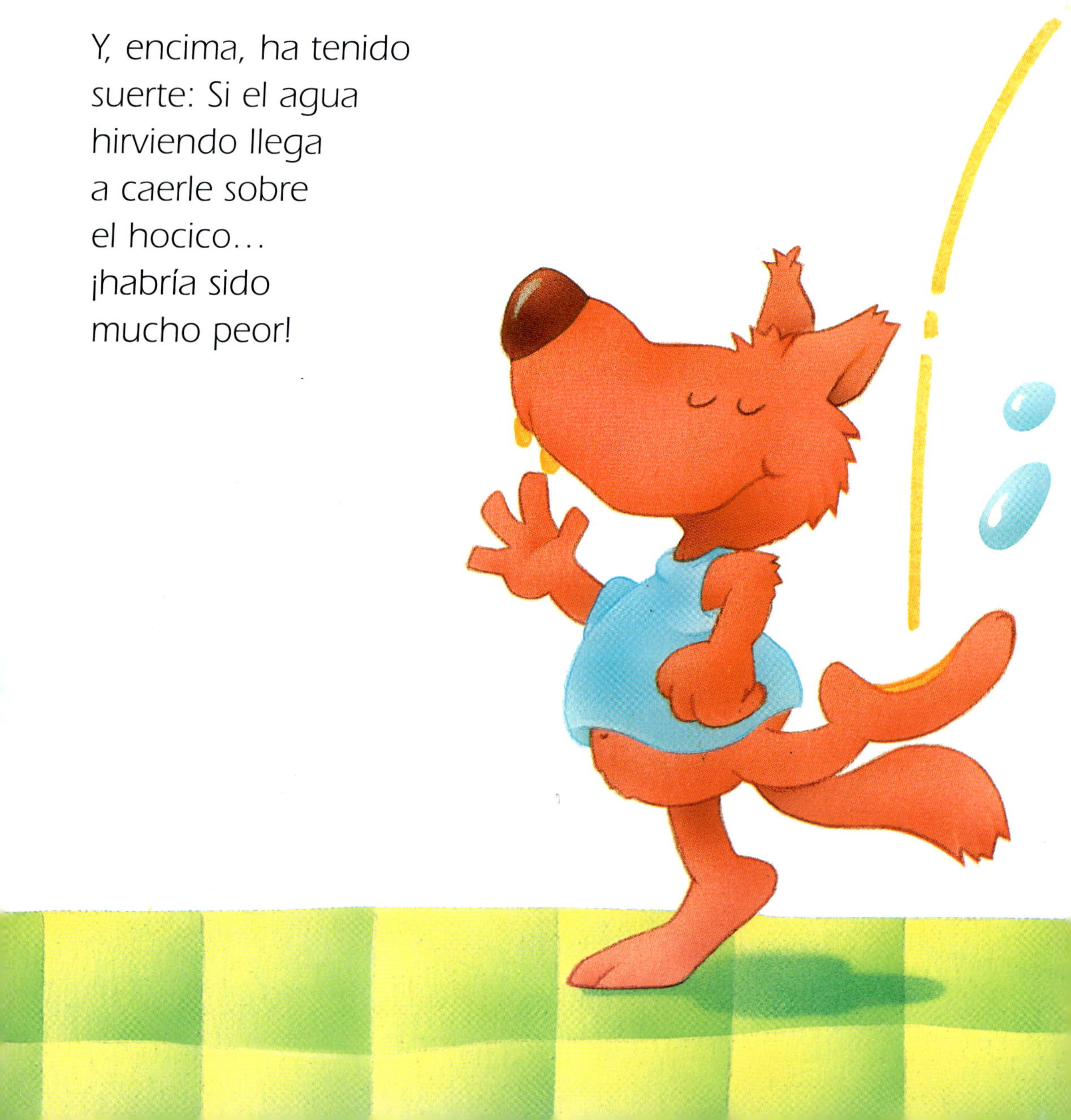

La cocina es el lugar más peligroso de la casa. Nunca debemos jugar en ella (especialmente, cuando papá o mamá estén cocinando).

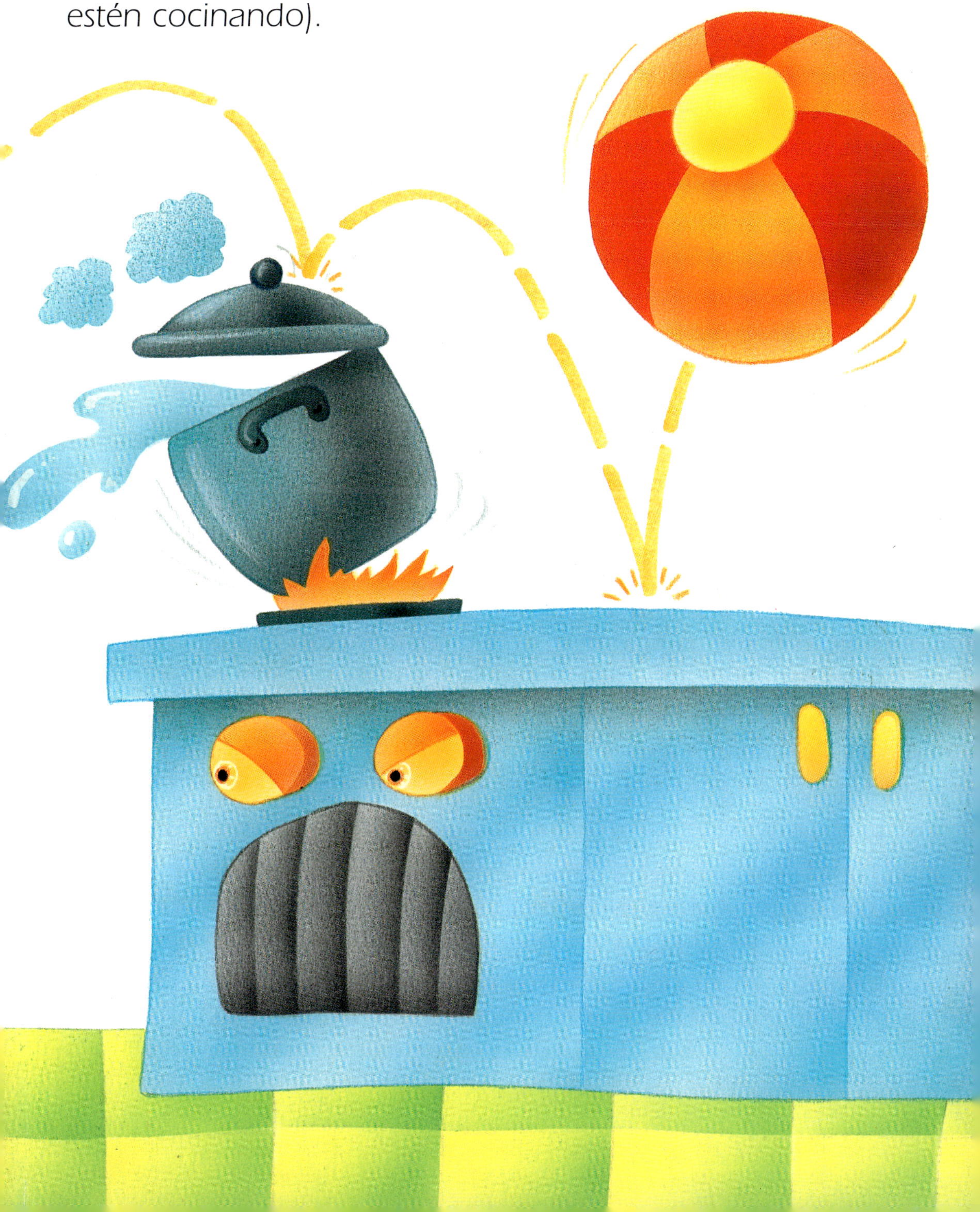

Te puedes quemar también…

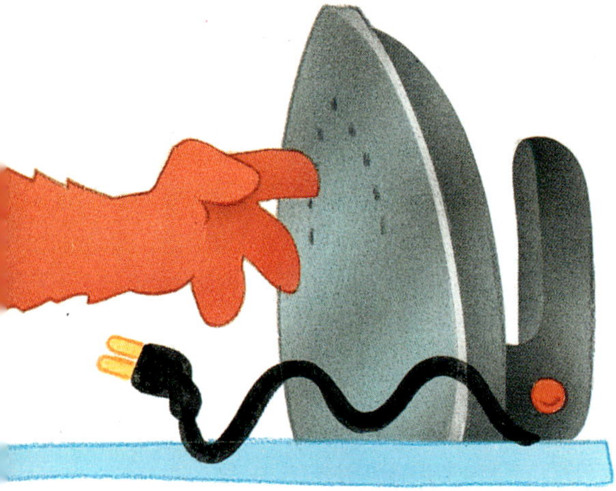

… con la plancha.
Es un artilugio peligroso.
No sólo quema (¡huy!),
sino que, además,
te puede caer
en un pie (¡plooom!),
así que… ¡ni tocarla!

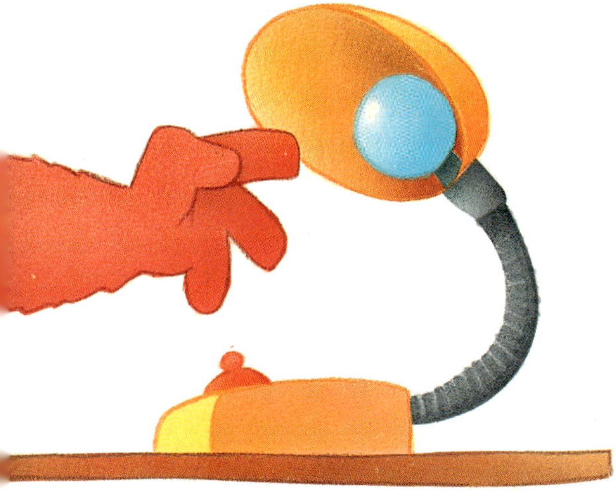

… con las bombillas
y las lámparas. Igual
que la plancha, siguen
calientes mucho tiempo
después de estar
apagadas.

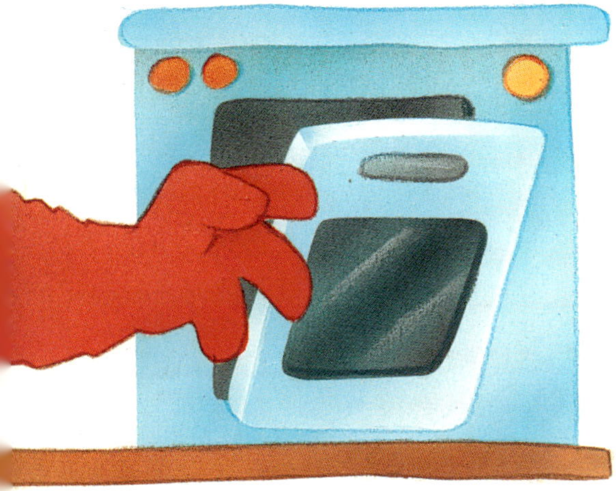

… con el horno,
¡lo mismo! Aunque lleve
mucho tiempo vacío
y apagado… ¡nunca apoyes
las manos en su puerta!

¡CUIDADO, TE CORTAS!

Lobo Rojo se ha hecho un montón de cortes
y heridas. Entre aullidos y lágrimas, ha tenido
que desinfectarse con alcohol y gastar
seis cajas de tiritas.

Pero...
¿qué le ha ocurrido?

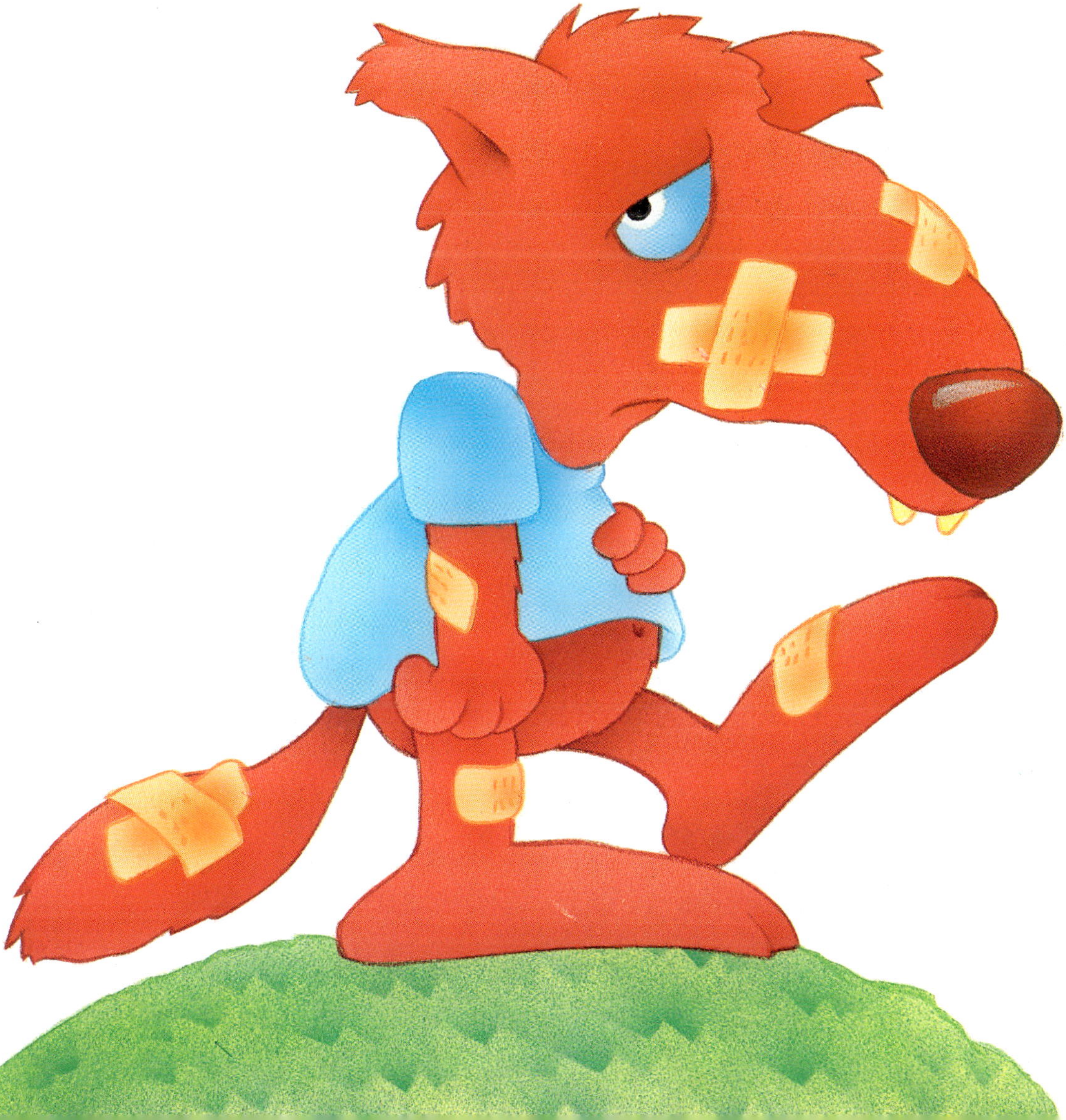

Jugando con Ratón Gris a policías y ladrones, Lobo Rojo ha chocado con una puerta de cristal que se ha roto en mil pedazos. Ha escuchado: ¡Craaanklsss! y, de pronto, ha caído sobre él una lluvia de cristales. ¡Qué espanto!

Y podía haber sido muchísimo peor:
Podía haber perdido un dedo
(o una oreja..., ¿te lo imaginas?).

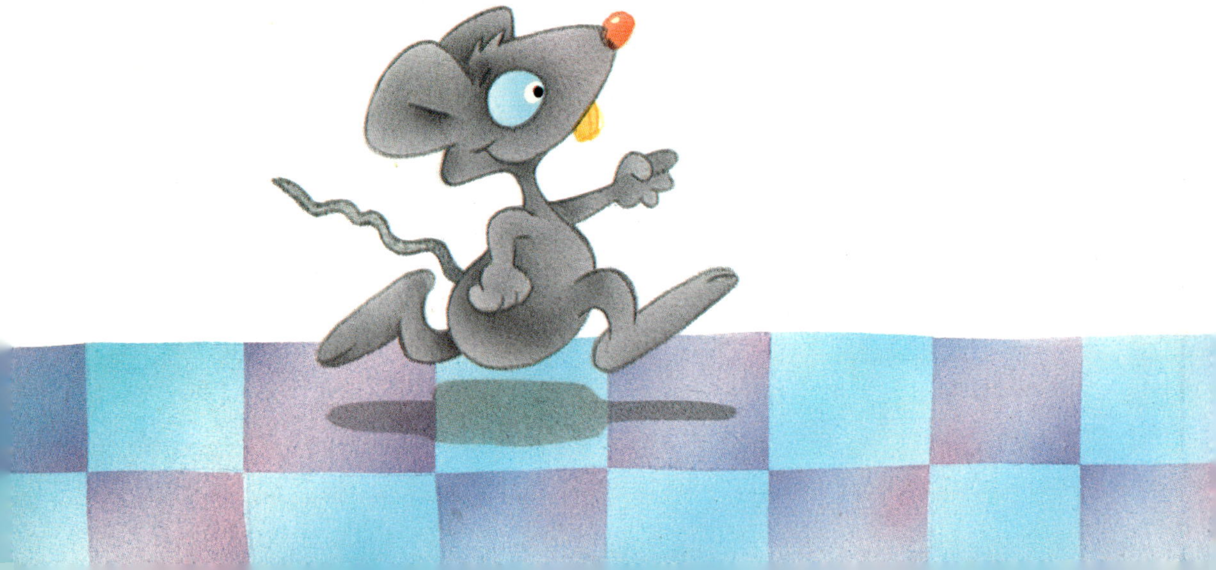

Así que ten mucho cuidado al jugar
cerca de puertas o ventanas
con cristales.
¡El cristal es frágil,
pero tú lo eres
mucho más!

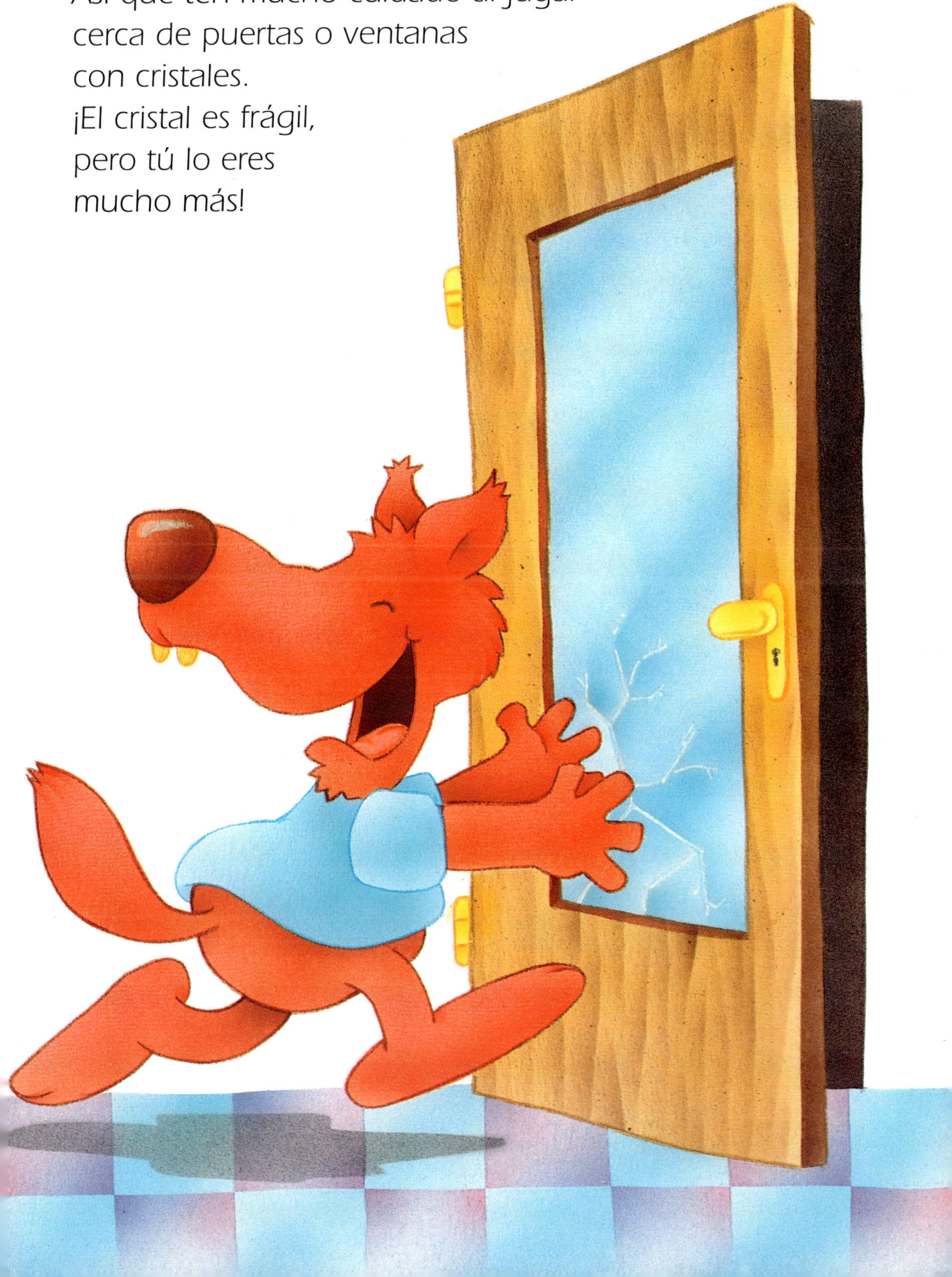

Te puedes cortar también...

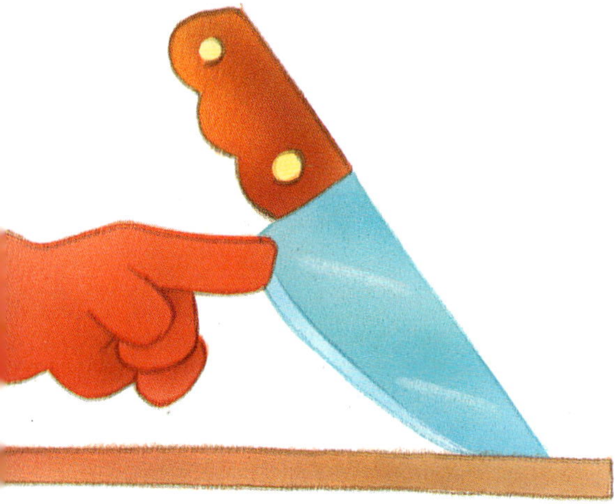

... con sólo rozar
el filo de un cuchillo
(o de una picadora
o batidora). ¡Suele estar
siempre afiladísimo!

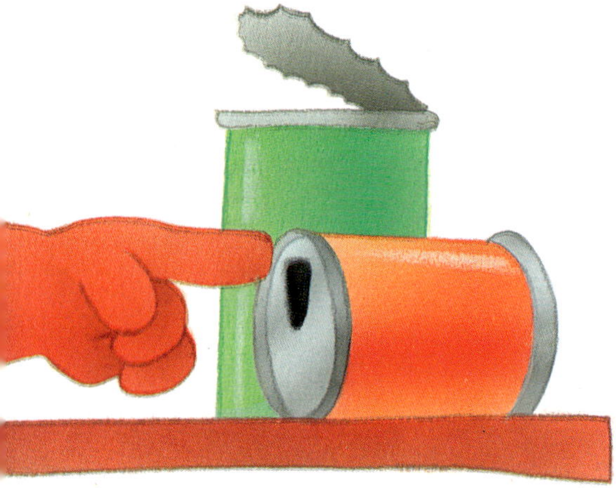

... con la tapa de un bote
de conservas, o si metes
el dedo en la abertura
de una lata de refresco.
¡Los bordes de metal
cortan casi como
un cuchillo!

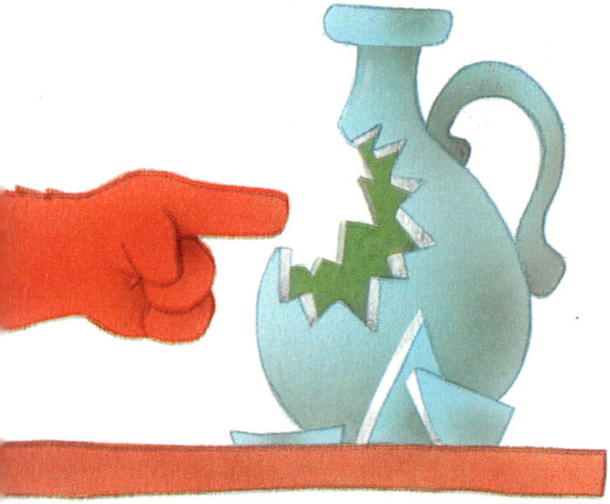

... enredando con los trozos
de un jarrón o de un cristal
roto. (Si te lo has cargado tú,
aguanta la bronca,
pero deja que los mayores
recojan los restos.)

¡PELIGRO DE INCENDIO!

Lobo Rojo se ha abrasado la cola.
¡Uf…, qué dolor! La tiene toda chamuscada.
La quemadura es bastante grave
y deberá ir al hospital para que le curen.
¿Quieres saber cómo ha ocurrido?

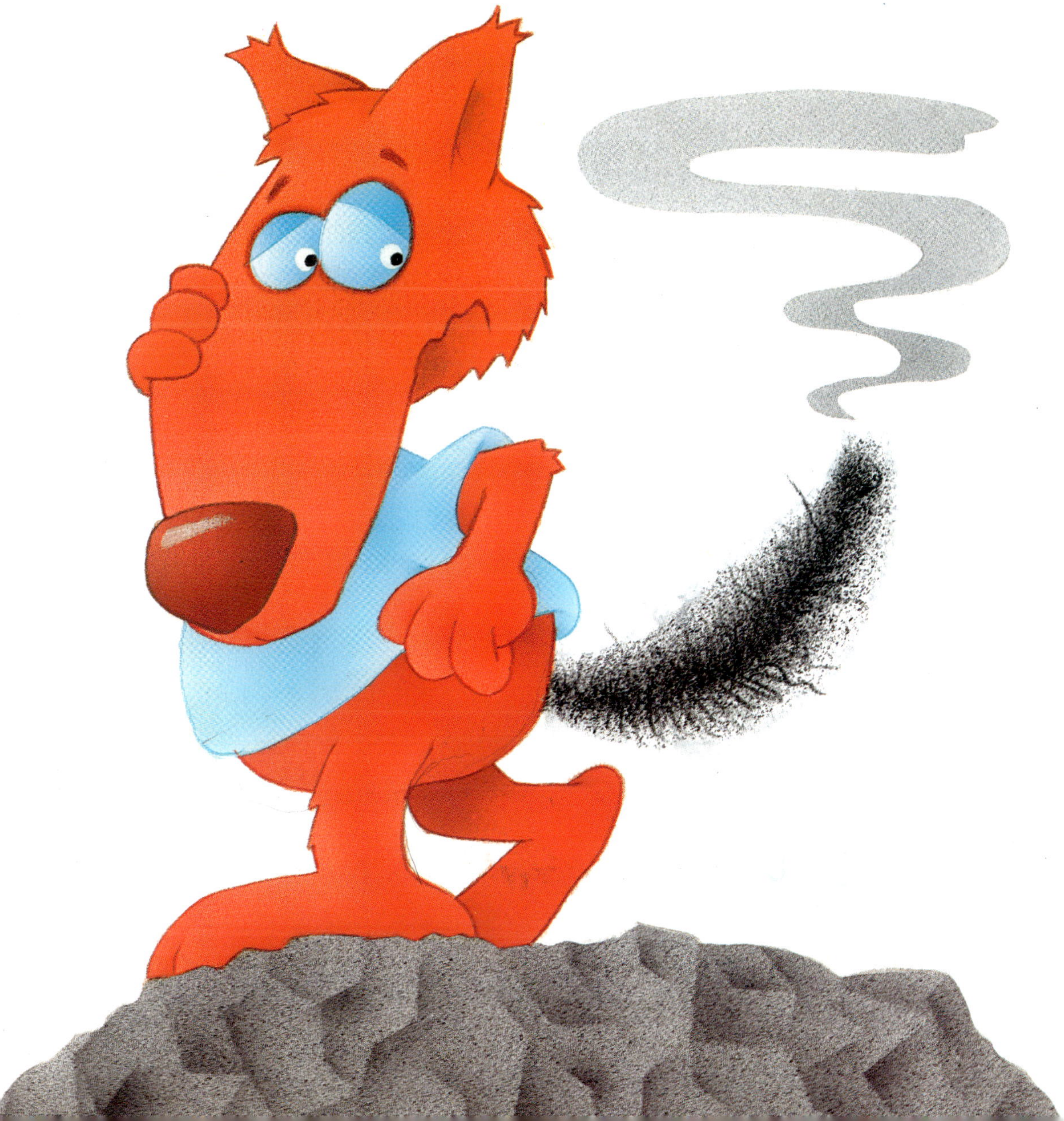

Lobo Rojo ha visto a los mayores encender
la chimenea y ha querido hacer lo mismo.
Ha cogido ramitas y papel, ha echado
por encima el líquido que utiliza su papá
Lobo Blanco y, al acercar una cerilla encendida...
¡FLUOOOOSH...!
Una enorme llamarada le ha abrasado la cola.
Y ha tenido mucha suerte. Podía haberse quemado
todo el cuerpo... ¡e incluso haber incendiado la casa!

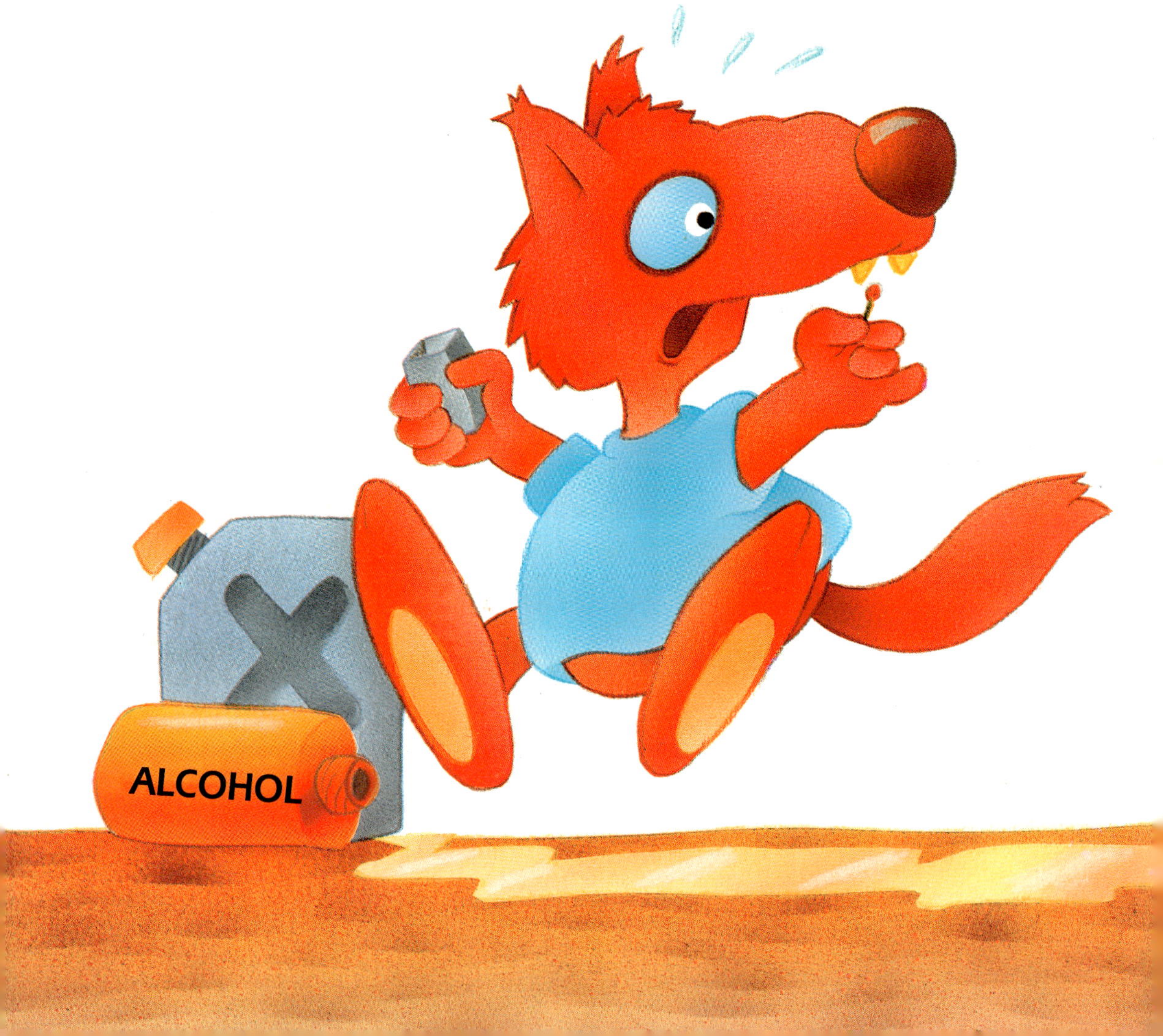

Ya sabes: Nunca, nunca,
jamás, jamás juegues
con cerillas, mecheros
o cosas parecidas.

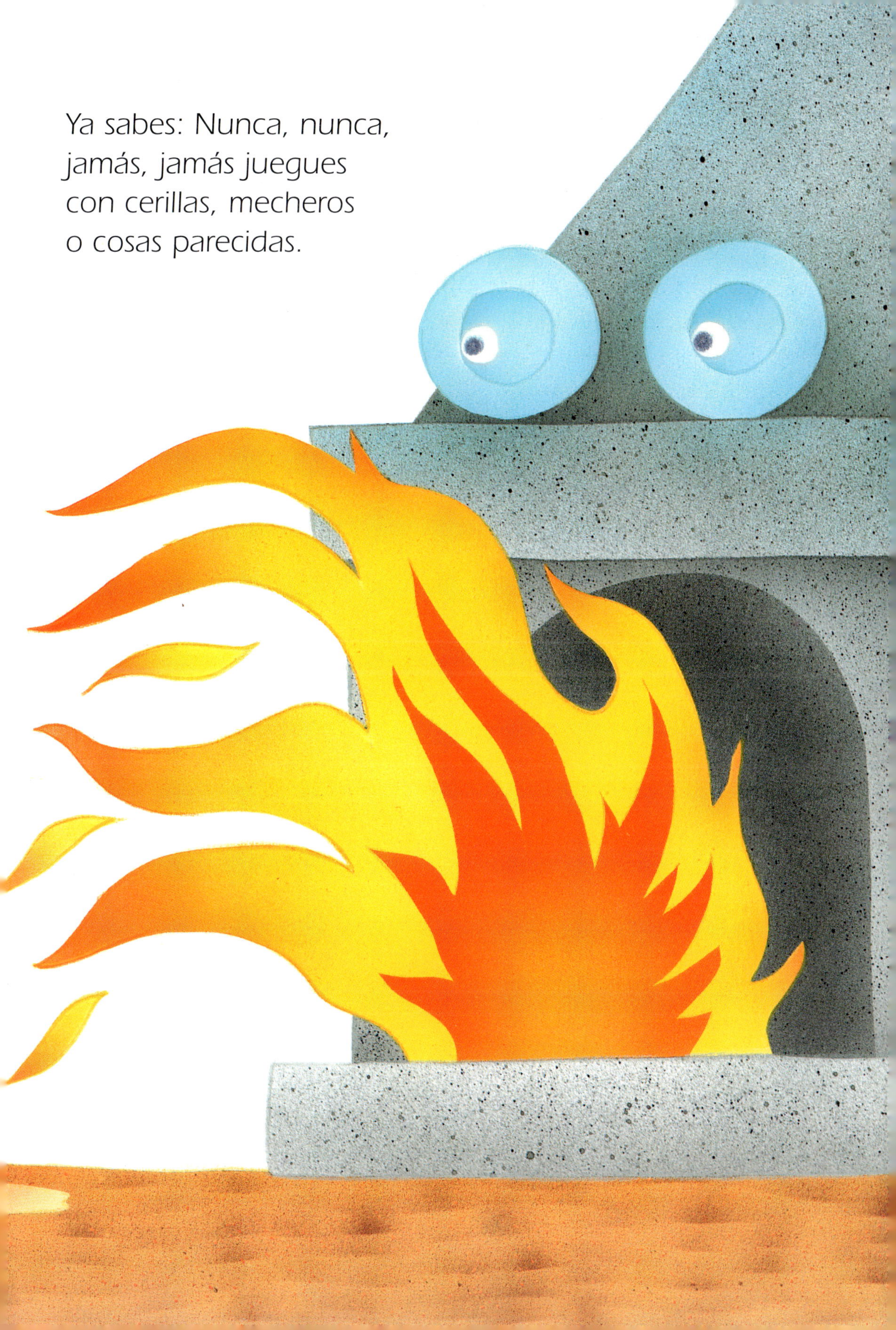

Te puedes abrasar también...

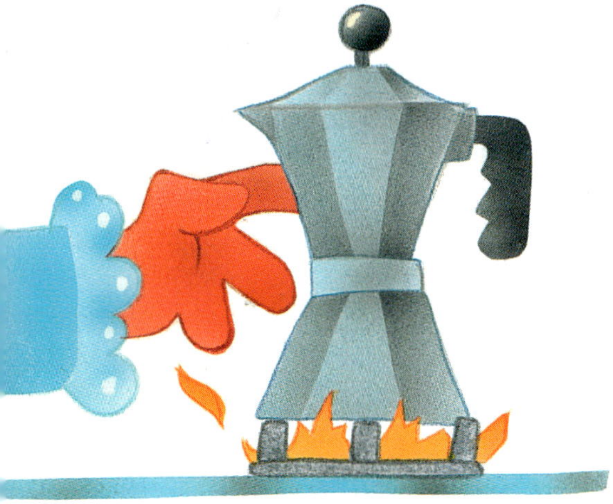

... si, en un descuido,
acercas la manga
a una llama (por ejemplo,
en la cocina). ¡Tu ropa
puede prenderse fuego!

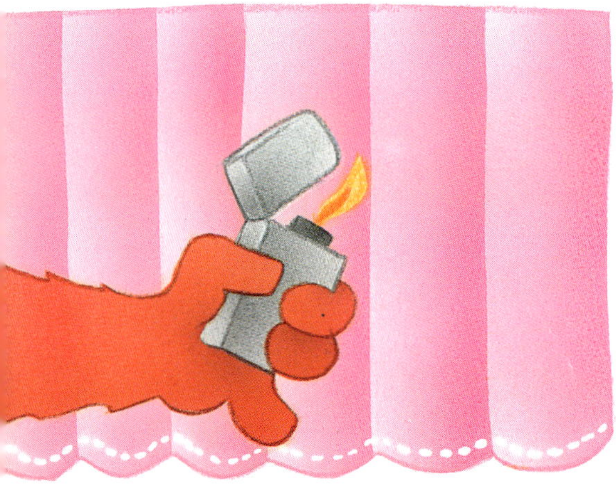

... acercando una cerilla
o un mechero
a las cortinas, las toallas
o la ropa de tu cama.
¡Puedes provocar
un incendio catastrófico!

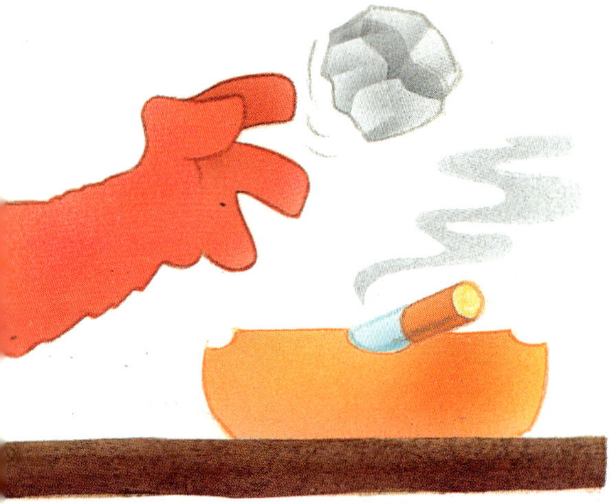

... si echas un papel sobre
las brasas de una hoguera
o de un cigarrillo: Pueden
convertirse en fuego,
así que... ¡nunca lo hagas!

¡CUIDADO, TE ENVENENAS!

Lobo Rojo se ha puesto malísimo.
Le dolían un montón el estómago y la cabeza.
Tenía sudores, mareos y vómitos. Ha tenido
que llamar al médico de urgencia y tomar
muchas medicinas. Y todavía se encuentra fatal.
Pero ¿qué le ha ocurrido?

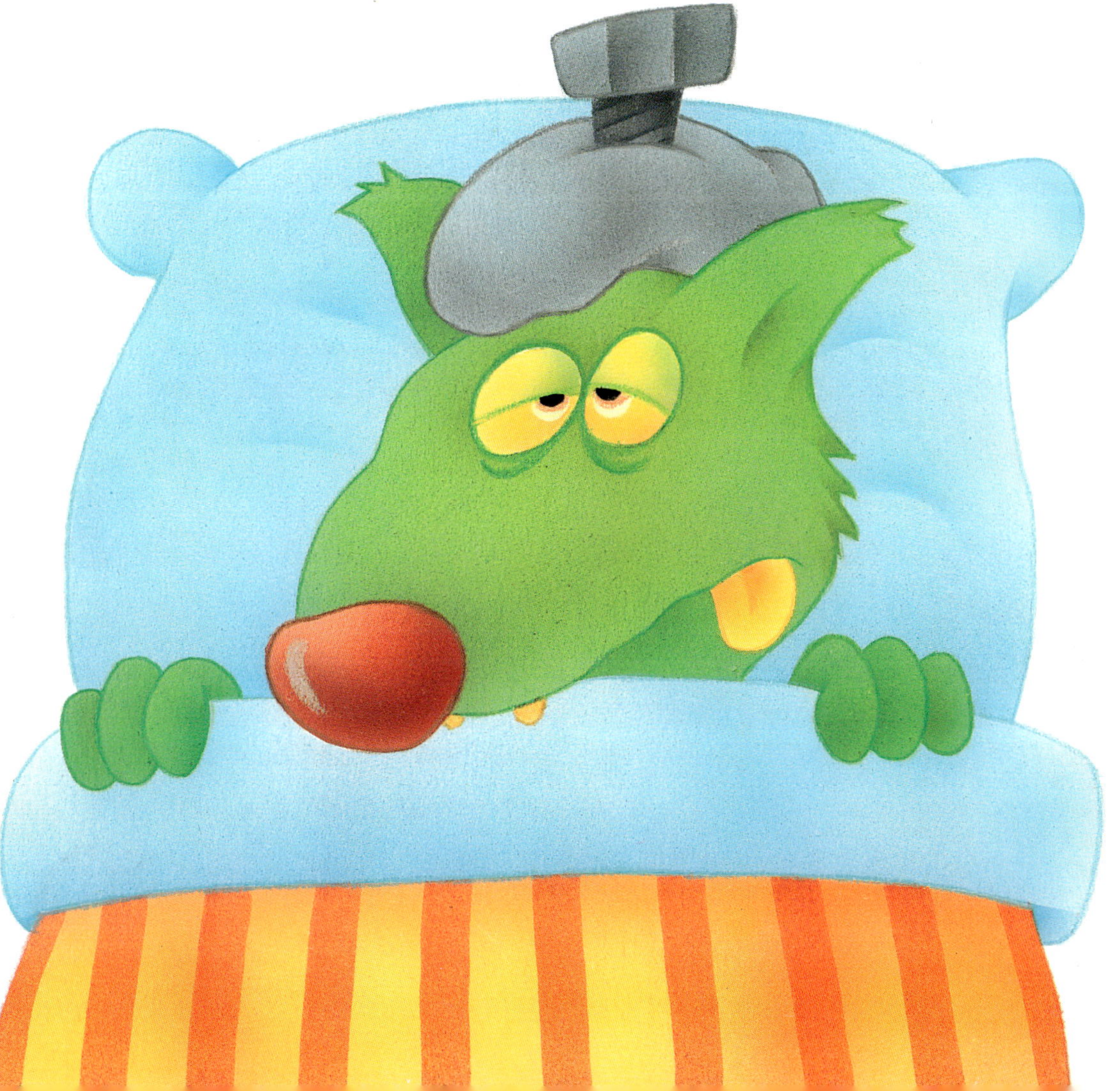

Lobo Rojo tenía sed. Ha visto un vaso
con un líquido verde que olía a limón…
¡y se lo ha bebido de un trago!
¡Agggh! ¡Qué espantooo!
¡No era un refresco, sino detergente
para limpiar el suelo!
Aunque se ha puesto muy enfermo,
Lobo Rojo ha tenido suerte.
Hay productos muchísimo más venenosos.
Incluso… mortales.

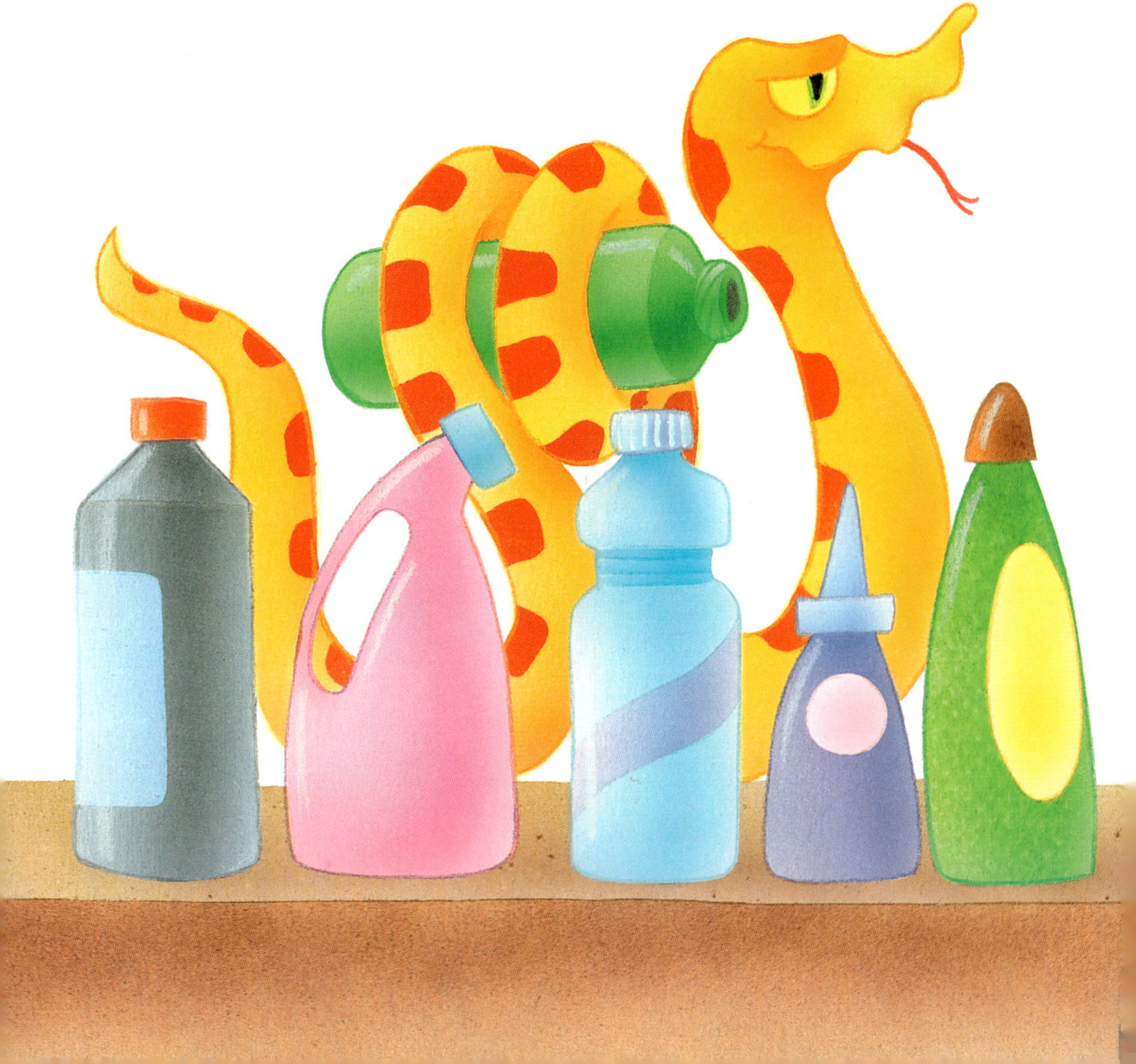

¡Atención! Nunca bebas de un vaso o de una botella abierta sin estar seguro de lo que contiene (algún insensato puede haberlos rellenado con otra cosa). Pregunta siempre antes a una persona mayor.

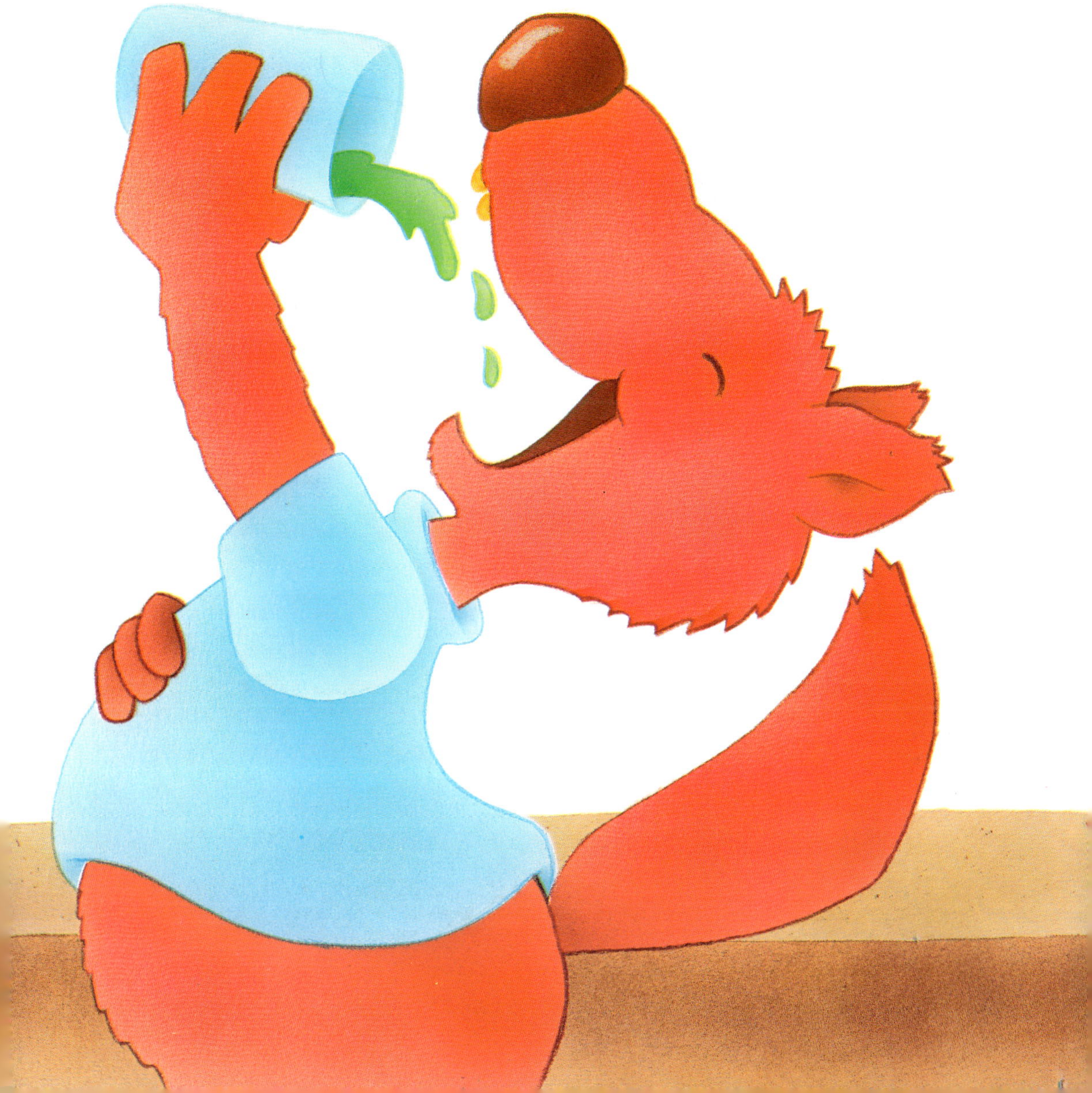

Te puedes envenenar también...

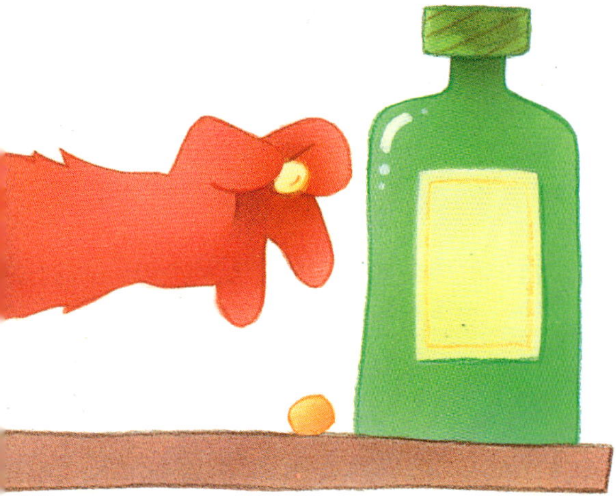

... si tomas cualquier medicina sin permiso. (Las medicinas son peligrosas si no se usan como lo manda el médico.)

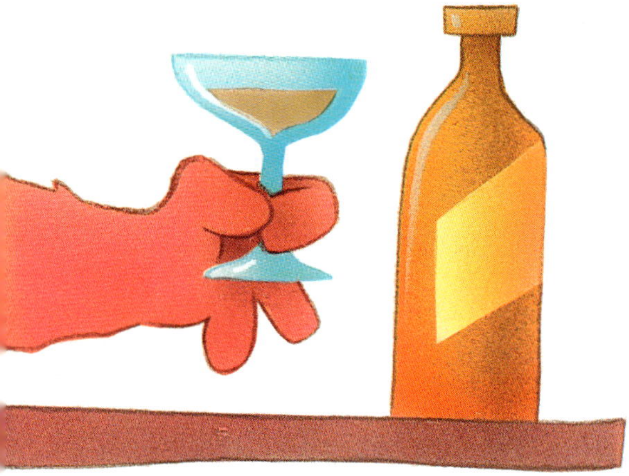

... bebiendo vino o licores. Si a los mayores les gustan... ¡allá ellos! Pero para los niños son un verdadero veneno.

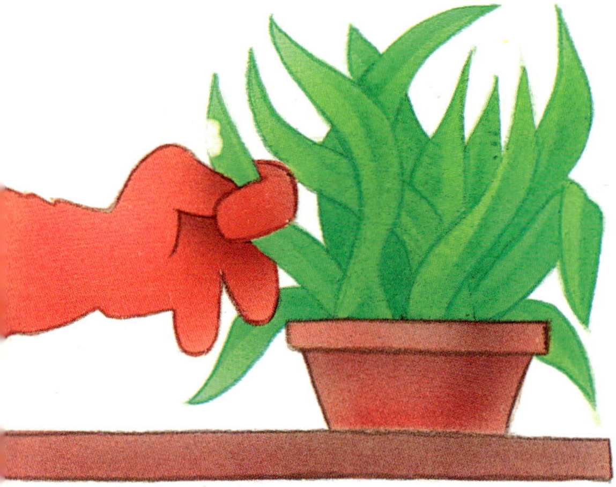

... mordisqueando hojas, flores o setas que encuentres en el bosque, en el parque o en tu jardín. ¡Algunas son muy venenosas!

¡CUIDADO CON LOS BATACAZOS!

Lobo Rojo se ha roto un brazo y una pierna. Además de haberse hecho mucho daño, ahora deberá andar con una muleta y estar varias semanas escayolado sin poder jugar. Pero ¿qué ha hecho esta vez?

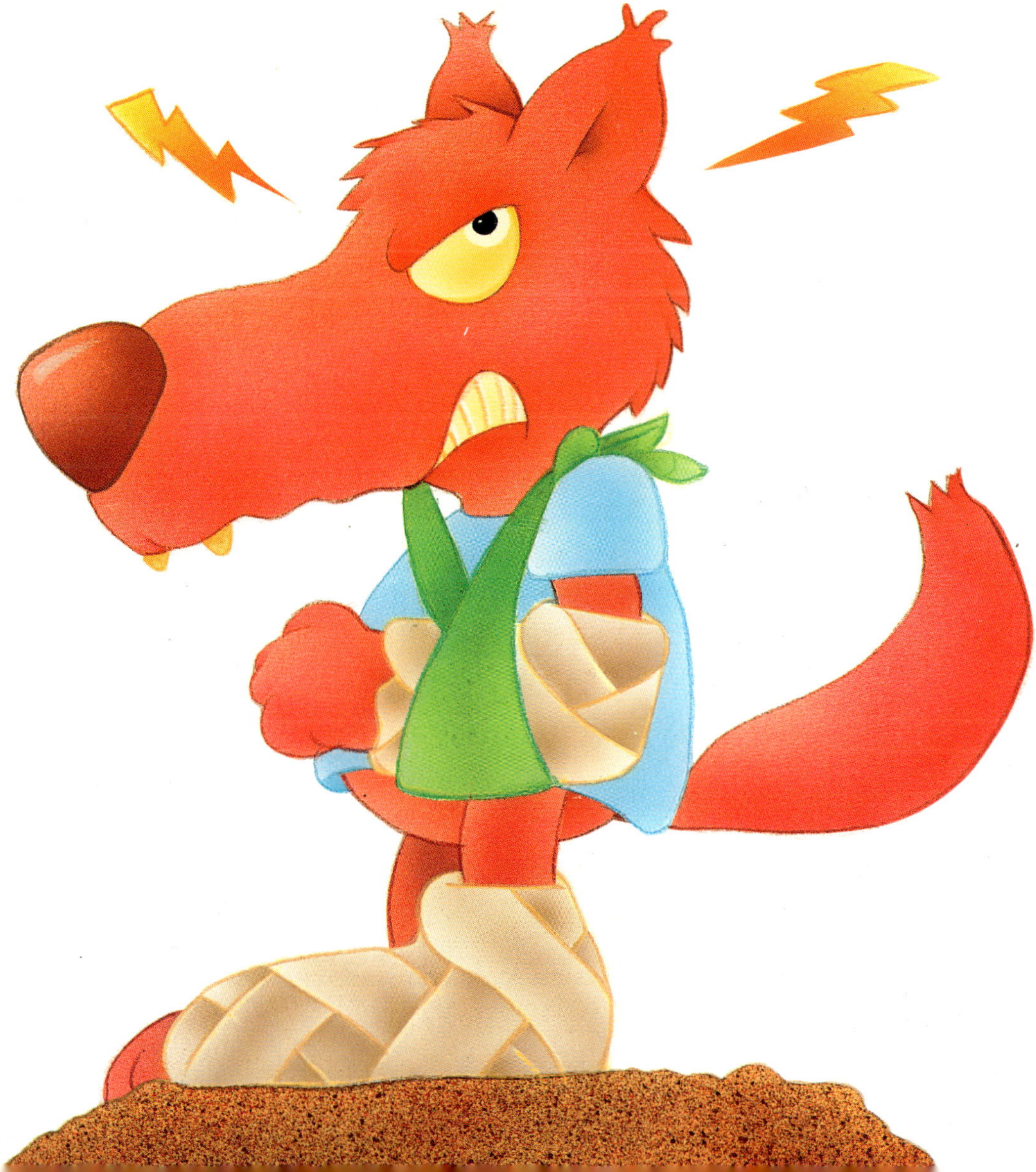

Lobo Rojo quería coger un tarro de mermelada
que estaba sobre el armario. Se ha fabricado
una escalera con una mesa, un taburete
y un libro. El último escalón era un cajón abierto.
Y, de pronto... ¡Que me la doooy...! ¡Pataclooownnn!
Todo se ha venido abajo.
Sin embargo, Lobo Rojo ha tenido suerte.
Podía haberse roto además tres costillas,
todos los dientes... ¡o la cabeza!

Así que... no seas imprudente.
No eres una cabra montés
ni el equilibrista de un circo.
¡Piénsalo! Puedes hacerte mucho,
mucho daño.

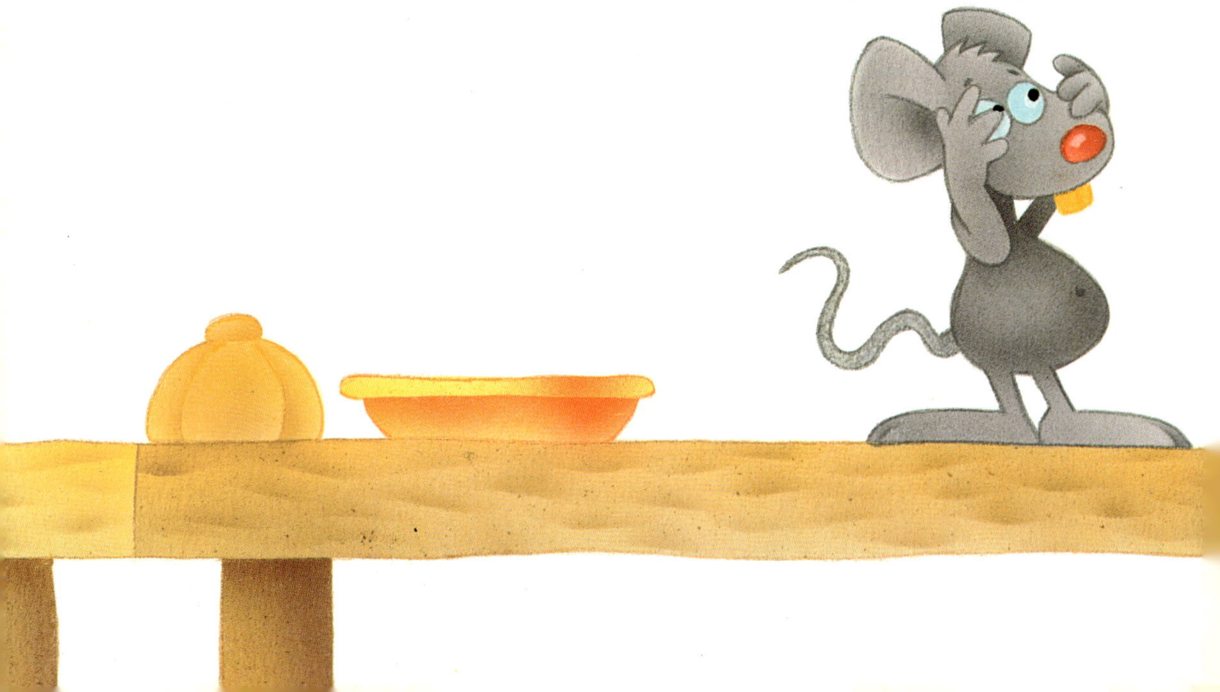

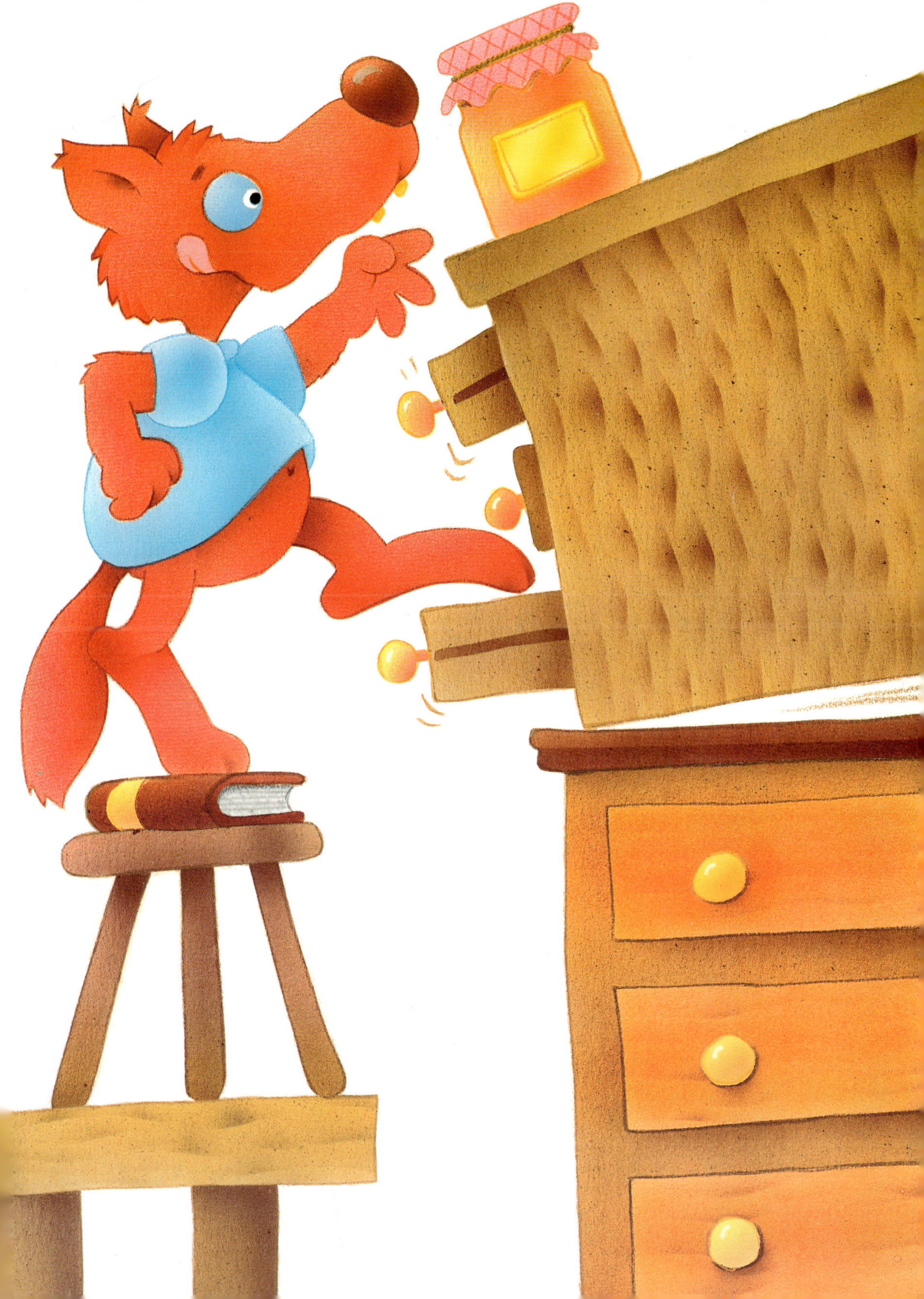

Te puedes hacer mucho daño también…

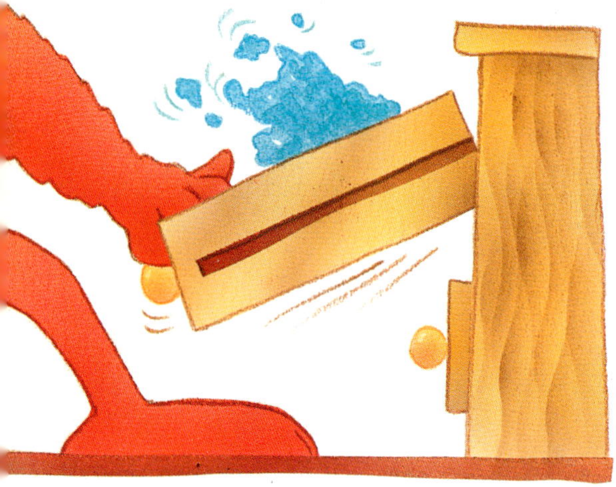

… si al abrir un cajón
lo sacas de sus carriles
y te cae en un pie.
¡No todos tienen
un tope de seguridad!

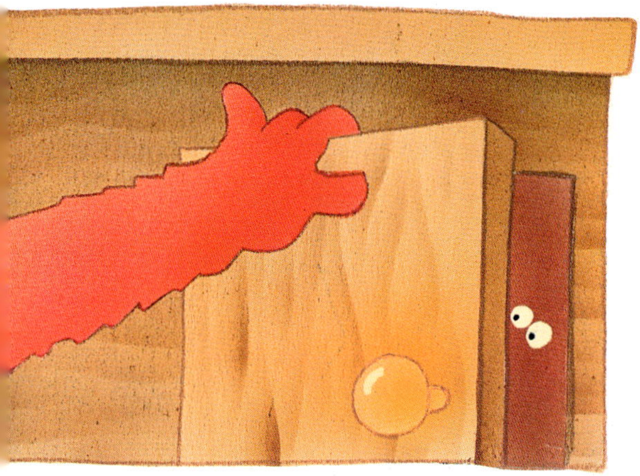

… si te aplastas los dedos
con la puerta del coche,
de tu cuarto
o de un armario.
¡Cógela siempre
de la manilla o el tirador!

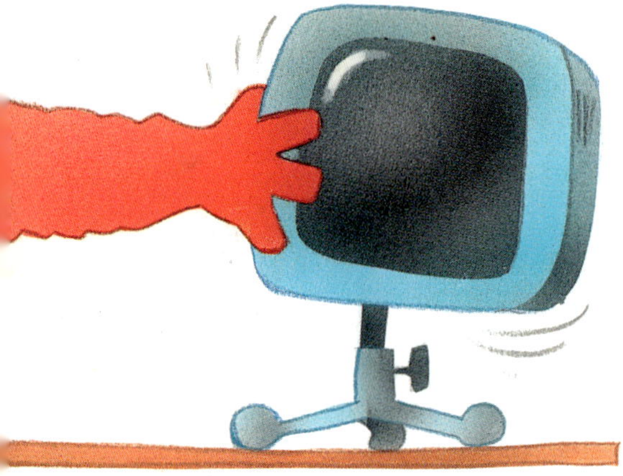

… si no tienes cuidado
al empujar la mesita
de la tele o del ordenador.
(Si las ruedas tropiezan
con la alfombra…
¡adiós tele! Y lo peor:
Podría caerte encima.)

¡CUIDADO, TE AHOGAS!

Lobo Rojo ha estado a punto de ahogarse.
Primero, se ha puesto rojo (aún más de lo que es).
Luego, pálido. Después, azulado. Y cuando
ya no podía más… ¡ha recuperado el aliento!
(Buuuf… ¡qué susto!)
¿Quieres saber qué le ha ocurrido?

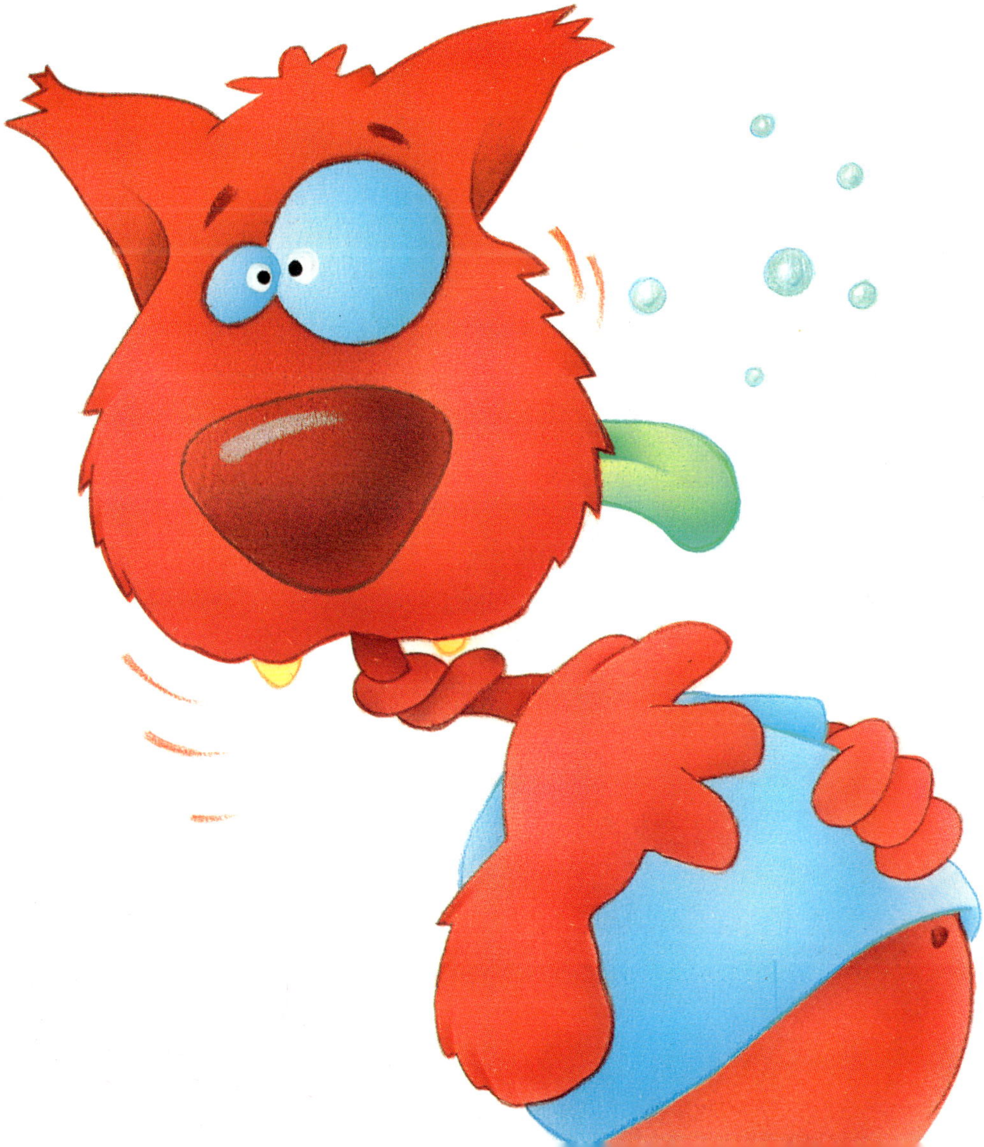

Lobo Rojo y sus amigos jugaban a disfrazarse de mayores. ¡Es muy divertido! Uno se ha puesto en el cuello un collar, otro un lacito, otro una bufanda... Lobo Rojo se ha puesto una laaarga corbata verde y amarilla. Pero, al caminar, se ha pisado la corbata y el nudo se ha apretado alrededor de su cuello. ¡No le dejaba respirar! ¡Menos mal que sus amigos se han dado cuenta y han corrido en su ayuda!

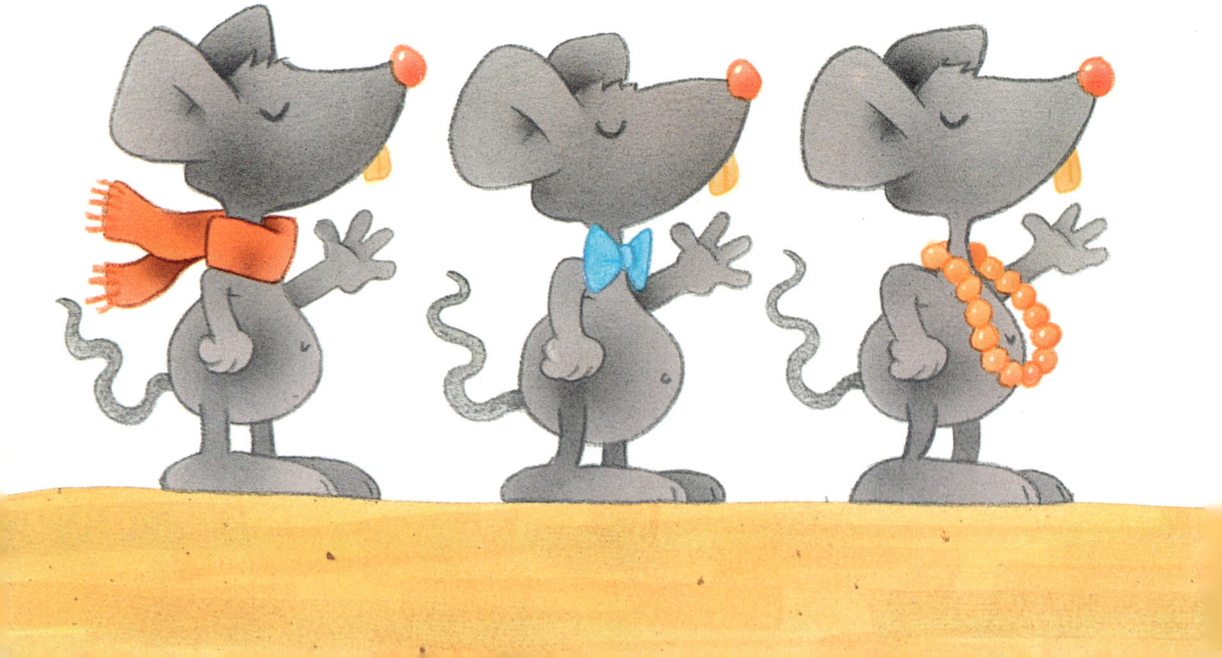

¡Nunca coloques alrededor de tu cuello algo
que pueda convertirse en un nudo corredizo!
¡Ni en broma! Si se aprieta y no puedes respirar…,
ya sabes lo que ocurre:
¡Que te mueres,
ni más ni menos!

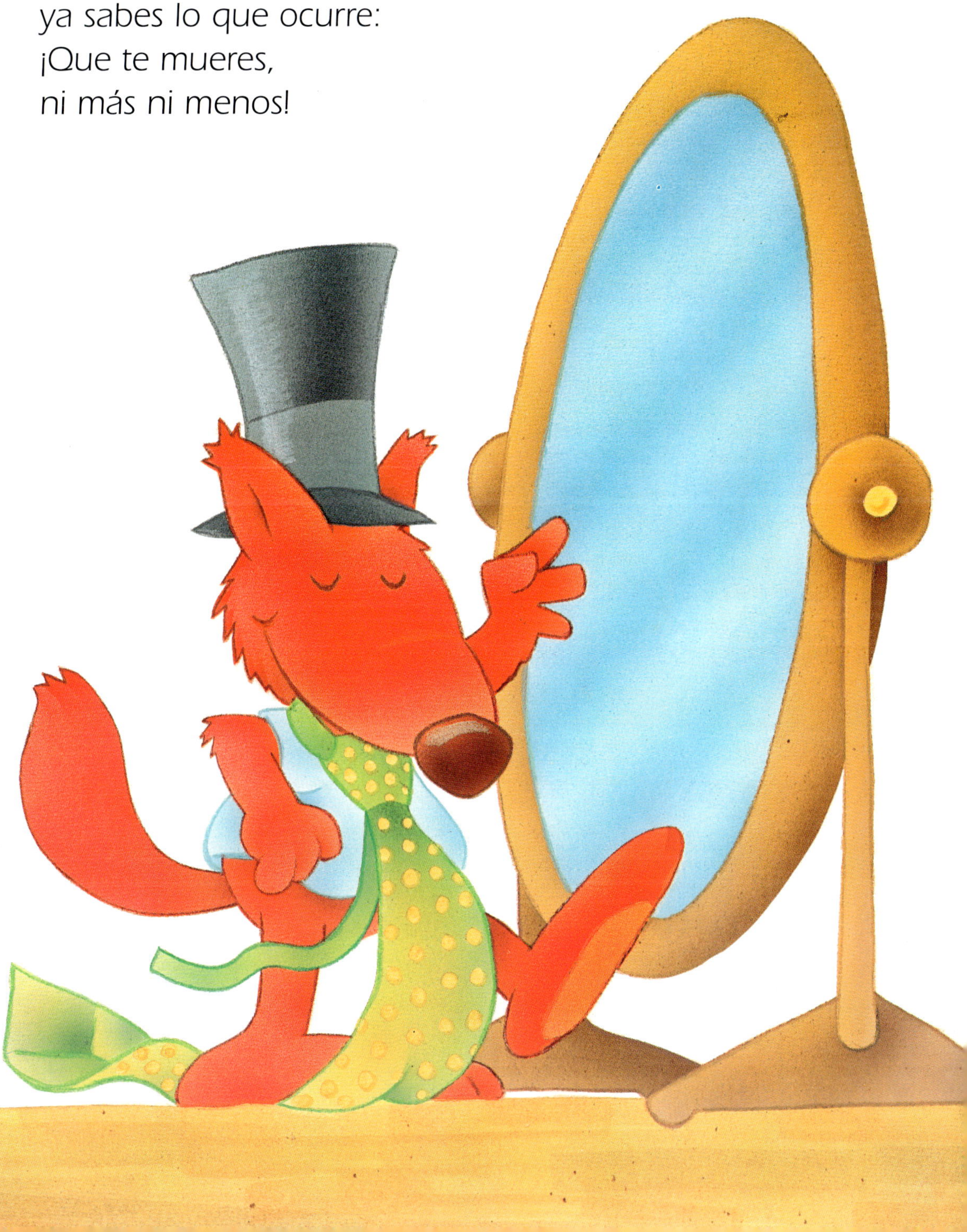

Te puedes ahogar también...

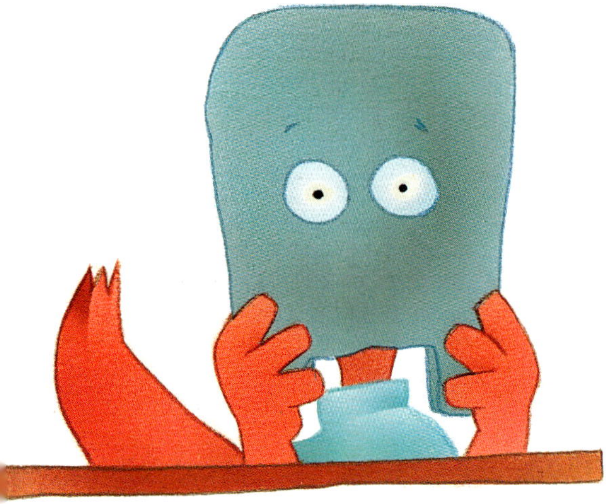

... si te pones
en la cabeza una bolsa
de plástico, como
si fuera una capucha.
No lo hagas nunca.
(Verás que en algunas
bolsas ya lo advierte.)

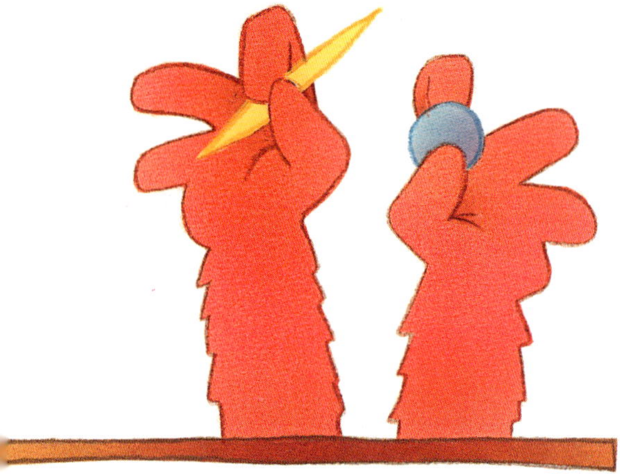

... si una canica,
un caramelo o un trozo
de comida se atascan
en tu garganta.
¡No metas objetos
en tu boca! (Y, al comer,
mastica bien para no
atragantarte.)

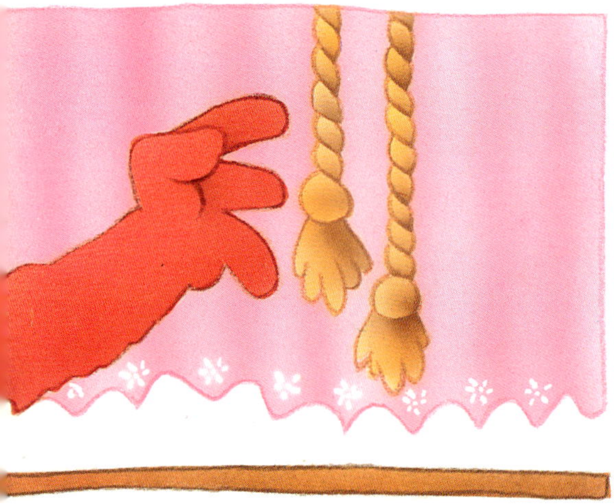

... jugando con cuerdas
o cordones. Atar de pies
y manos al sheriff
puede ser divertido,
pero ponerle una cuerda
al cuello puede resultar
fatal. ¡Nunca lo hagas!

¡CUIDADO, TE ELECTROCUTAS!

Lobo Rojo ha recibido una tremenda descarga eléctrica!
¡Ha dado un salto y un alarido!
¡Los pelos se le han puesto de punta,
y los ojos como pelotas de ping-pong!
Veamos qué ha hecho ahora, el muy insensato.

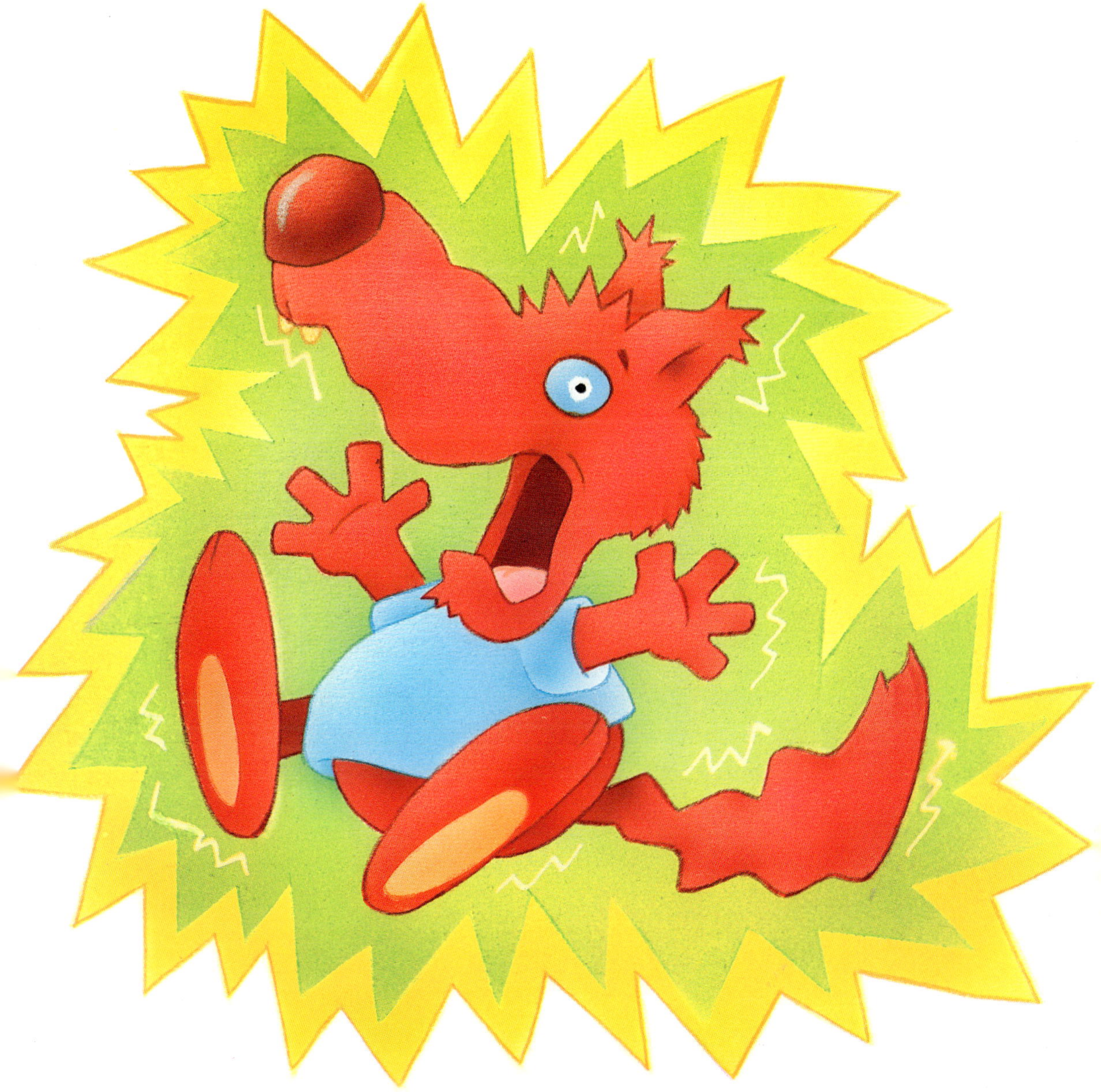

Lobo Rojo quería jugar a ser técnico de televisión (una persona apreciadísima por papá y mamá cuando la tele se estropea). Ha empezado a toquetear los cables hasta llegar a esos dos agujeritos de la pared (ya sabes: El enchufe).
Y entonces... ¡zaaas! La corriente eléctrica ha atravesado el cuerpo de Lobo Rojo.
¡Qué horror! ¡Vaya sacudida!

Por suerte, ha saltado el diferencial y ha cortado la corriente.
¡Pero no te fíes!

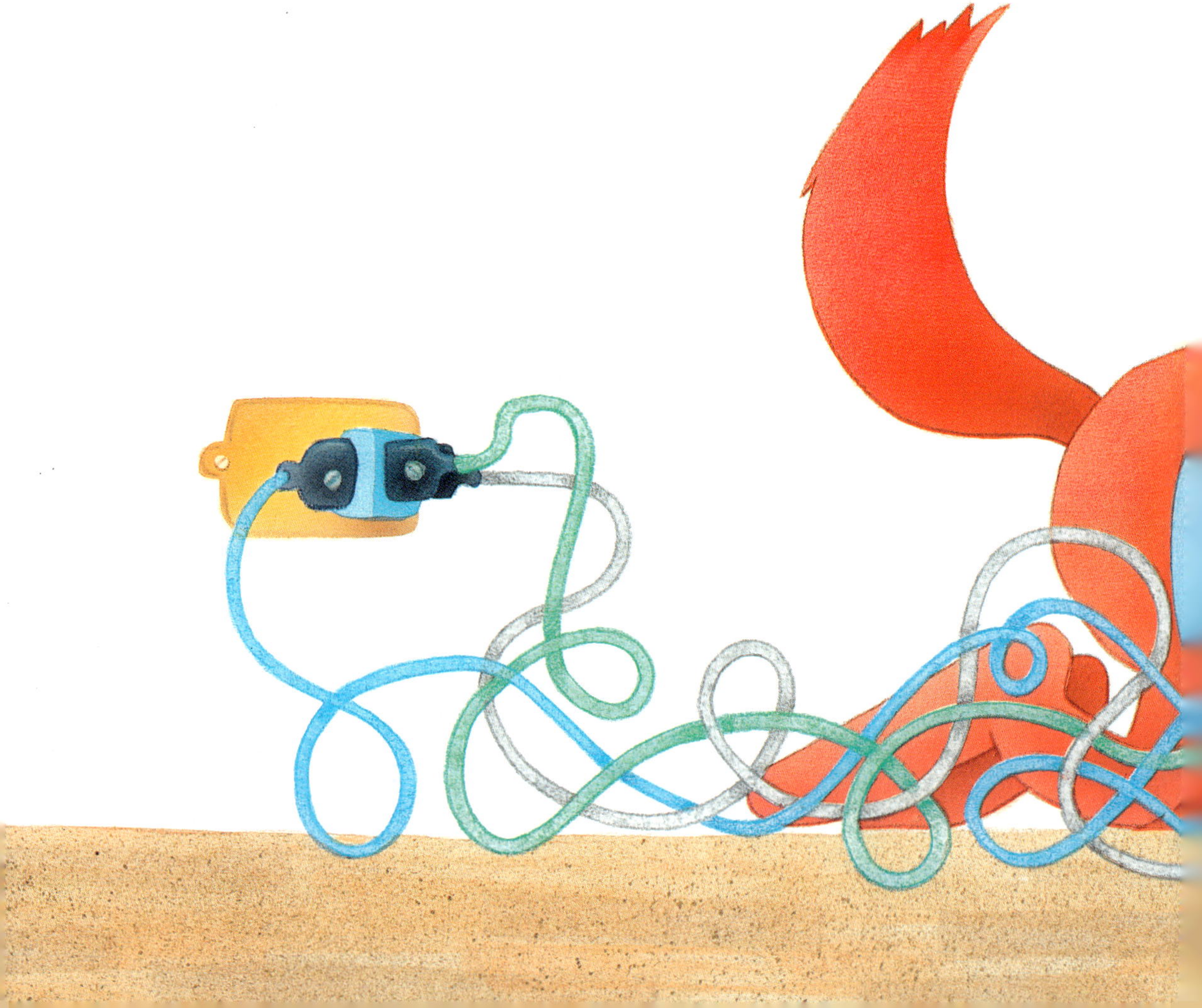

Nunca juegues con cables o aparatos eléctricos.
Incluso cambiar una bombilla fundida puede
ser peligroso. (Deja que lo hagan los mayores.)

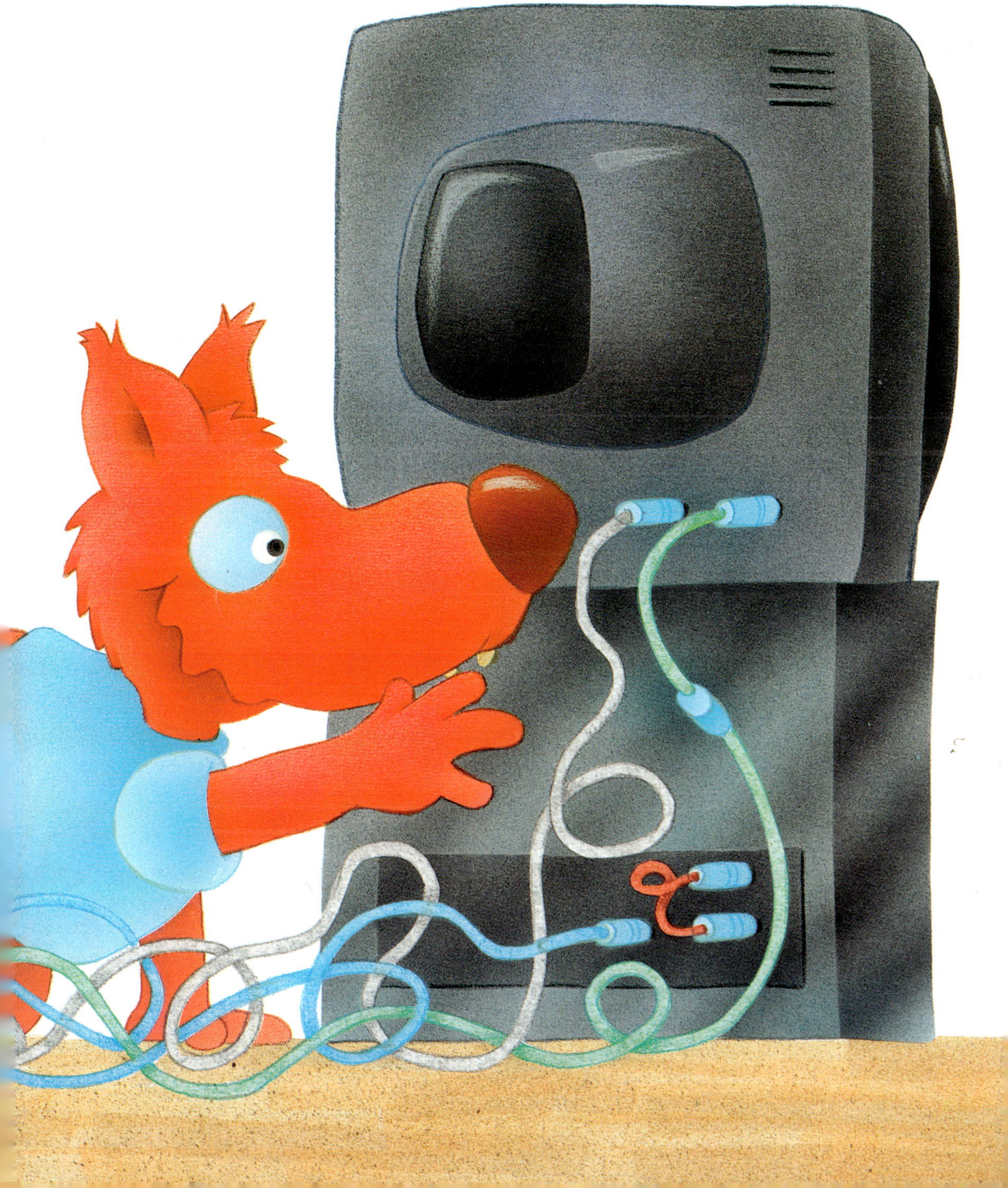

Te puedes electrocutar también…

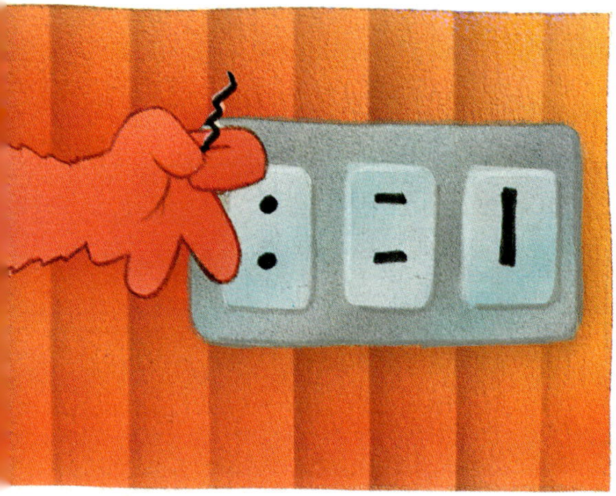

… metiendo un alfiler o un alambre por los agujeritos del enchufe. ¡La corriente creerá que eres una lámpara!

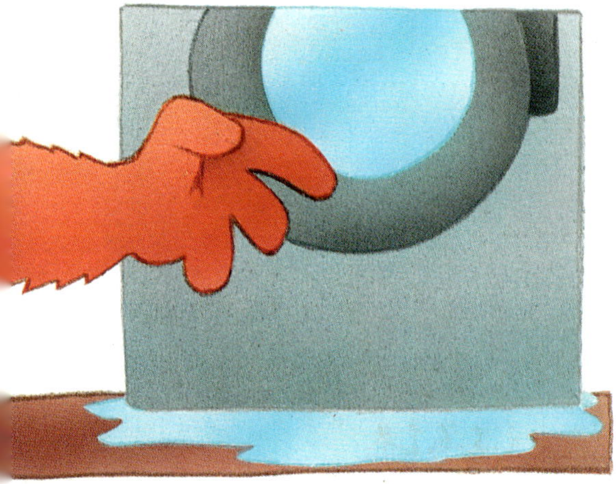

… si la lavadora o el lavavajillas pierden agua… ¡Ni te acerques! ¡Un charco en el suelo empeora las cosas!

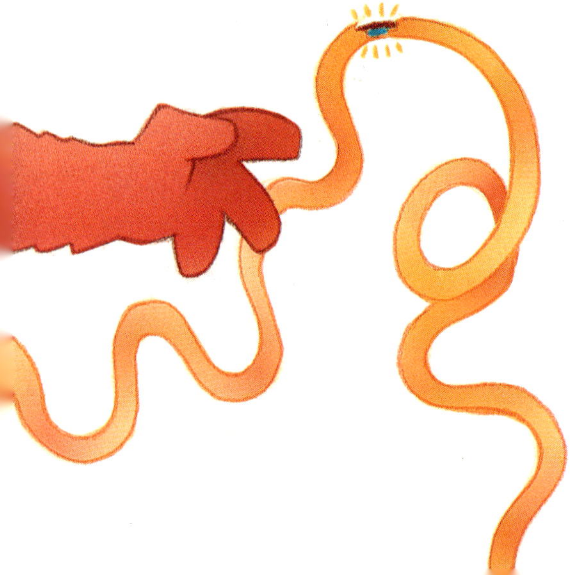

… con un cable eléctrico «pelado»: Es un verdadero peligro. Si descubres uno, avisa a una persona mayor. ¡Y no se te ocurra tocarlo!

UN CONSEJO PARA TERMINAR

Si tienes un accidente como los de Lobo Rojo,
avisa enseguida a una persona mayor
para que te lleve al médico. Si estás solo en casa,
no dudes en llamar por teléfono.
(Anota aquí abajo los números más importantes
para tenerlos siempre a mano.)

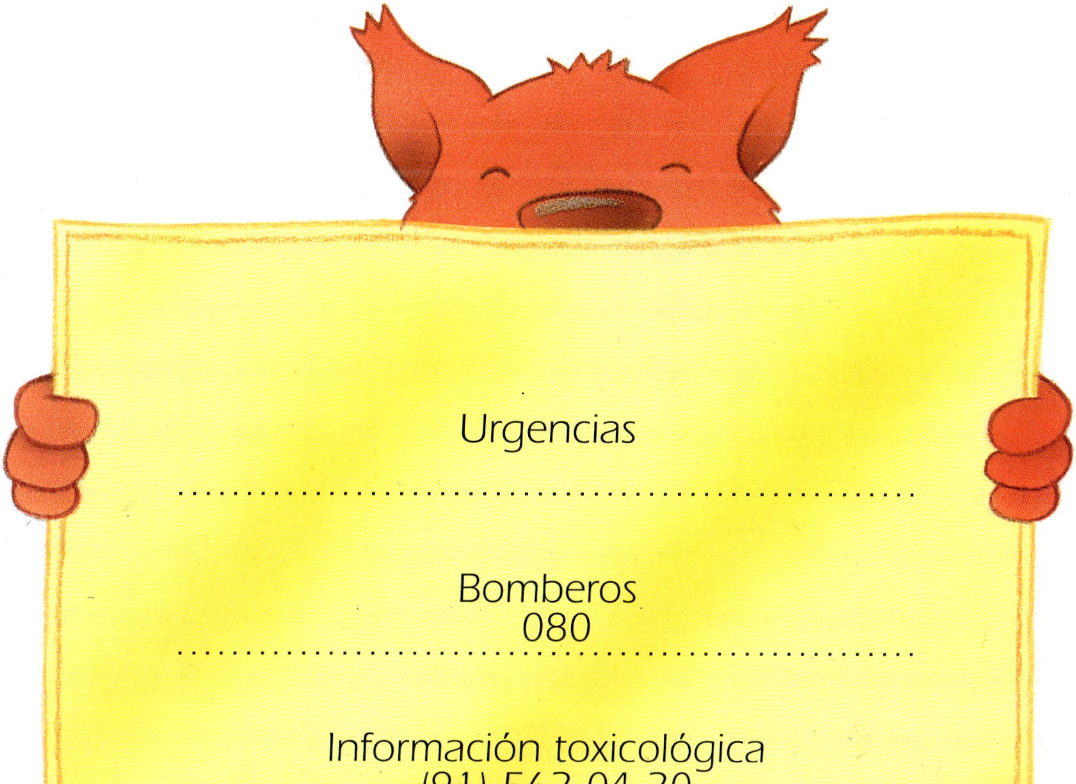

ÍNDICE

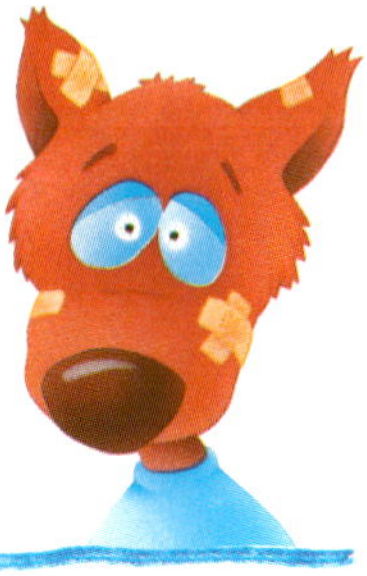

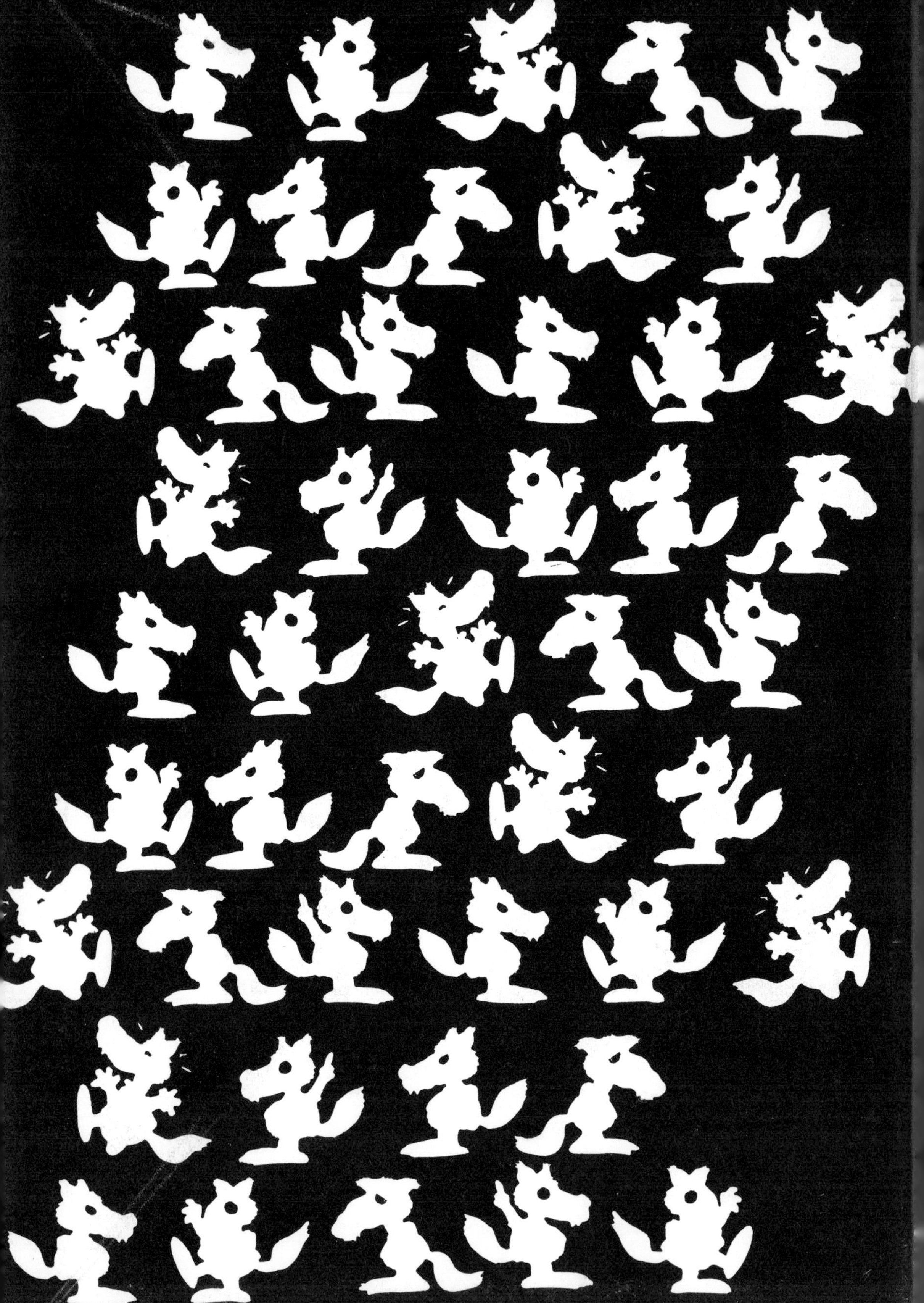